MÉMOIRE

SUR L'ÉTIOLOGIE GÉNÉRALE

DU STRABISME.

TREIZIÈME MÉMOIRE

SUR LES DIFFORMITÉS.

IMPRIMERIE ET LITHOGRAPHIE DE FÉLIX MALTESTE ET Ce,
Rue des Deux-Portes-St-Sauveur, 18.

MÉMOIRE

SUR L'ÉTIOLOGIE GÉNÉRALE

DU

STRABISME;

LU A L'ACADÉMIE ROYALE DES SCIENCES, LE 25 JANVIER 1841,

PAR

LE DOCTEUR JULES GUÉRIN,

DIRECTEUR DE L'INSTITUT ORTHOPÉDIQUE DE LA MUETTE, CHARGÉ DU SERVICE SPÉCIAL DES DIFFORMITÉS A L'HOPITAL DES ENFANS MALADES DE PARIS.

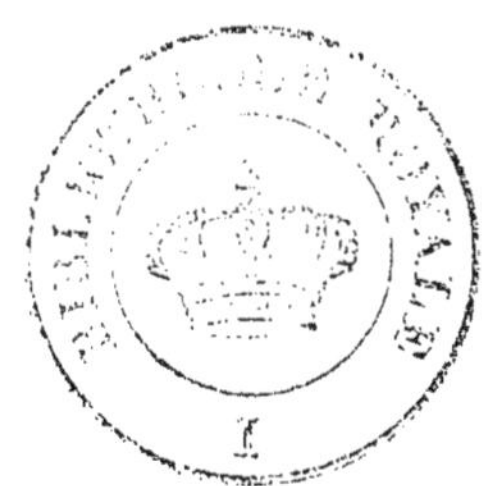

DEUXIÈME ÉDITION.

PARIS,

AU BUREAU DE LA GAZETTE MÉDICALE,

RUE RACINE, N° 16, PRÈS DE L'ODÉON.

1843.

Il y a déjà deux ans que la première partie de ce travail, celle qui a trait au strabisme *mécanique*, a paru dans la GAZETTE MÉDICALE. Ce n'est pas sans dessein que j'ai attendu jusqu'aujourd'hui pour publier la partie qui traite du strabisme *optique*. Quoique convaincu que ma division du strabisme en mécanique et en optique reposât rigoureusement sur l'observation, j'ai cru bien faire d'attendre du temps une nouvelle confirmation avant d'essayer d'en donner la détermination définitive. Ce supplément de contrôle n'a fait que me confirmer dans mes premières idées. J'ai acquis de plus en plus la conviction que tous les cas possibles, toutes les variétés, toutes les nuances du strabisme peuvent être rapportées à l'un ou l'autre de ces deux genres ou à leurs combinaisons.

Indépendamment de la vue principale qui domine ce mémoire, il est conçu d'après des idées qu'il n'est peut-être pas inutile de faire ressortir, soit pour les faire juger ce qu'elles sont, soit pour mieux mettre la science à même d'en profiter, si toutefois elles peuvent lui être de quelque utilité.

Un des premiers résultats a été de montrer dans le strabisme mécanique une nouvelle application de la théorie des difformités par rétraction musculaire. Rapprocher, c'est simplifier : j'ai donc, à ce point de vue, simplifié l'histoire et la théorie du strabisme mécanique, en le ramenant à l'origine du pied-bot, du torticolis, etc. Ce rapprochement n'a rien eu de difficile ni de forcé : c'a été la mise en lumière d'une nouvelle conséquence d'un fait déjà suffisamment déterminé par mes précédentes publications : ce qui a expliqué d'ailleurs comment j'étais arrivé depuis longtemps à proposer pour le strabisme la myotomie appliquée précédemment par moi à presque toutes les difformités provenant de la même cause.

Un autre résultat a été de suivre et de signaler dans leur enchaînement naturel tous les modes, toutes les combinaisons et tous les effets de la même cause ; de les classer et caractériser, de les faire concourir en un mot à la réalisation du tableau définitif, quoique si varié et si complexe, de la difformité. Cet ordre de résultats n'est pas tel qu'il puisse être apprécié au premier abord sans quelques explications.

Mes précédentes publications attestent dans ma manière de concevoir et de coordonner les diverses manifestations d'une même cause et les modifications qu'elles subissent ultérieurement par les influences secondaires, une vue que je crois m'être entièrement personnelle. A la place de la cause idéale et autour de sa personnification abstraite et absolue, j'ai groupé toutes les réalisations de la cause matérielle. Pour moi, la rétraction musculaire n'est pas un seul et même mode d'action du muscle raccourci, c'est l'expression d'un nombre infini d'actions étiologiques émanant toutes d'un fond commun, mais différant toutes par le mode, le degré, le siége, la distribution, les complications dont ce fond est susceptible. Cette considération de l'infinie variété dans l'unité m'a conduit à ce que j'ai appelé la *série étiologique*, ou disposition méthodique de tous les produits d'une même cause, classés suivant leur degré d'affinité respective, et leur rapport plus ou moins éloigné avec leur élément générateur commun. L'histoire étiologique du strabisme que j'ai prise pour exemple, et à l'occasion de laquelle j'énonce pour la première fois cette manière d'envisager l'étiologie expérimentale, comprend donc le tableau et la classification méthodique de tous les produits de la rétraction, siégeant dans les muscles de l'œil. Ceci n'est encore, comme on voit, que pour l'étiologie du strabisme mécanique. La même chose a eu lieu pour le strabisme optique ; car le fait de la déviation optique est lui-même aussi complexe, aussi multiple, aussi diversifié que le fait de la déviation mécanique; j'ai donc pu et dû lui appliquer le même mode de détermination, de distinction et de classification.

Cette manière d'envisager l'étiologie du strabisme a eu deux sortes de conséquences. Elle a eu pour effet, d'abord, de rassembler, autour de deux faits principaux, toutes sortes de faits particuliers que l'on avait arbitrairement séparés comme des individualités plus ou moins étrangères les unes aux autres. Il suffit, pour s'en convaincre, de jeter les yeux sur les histoires du strabisme essayées jusqu'ici : on avait fait presque autant d'espèces qu'il y a de cas particuliers, et on avait imaginé presque autant d'hypothèses qu'on avait admis d'espèces, en confondant d'ailleurs celles qui appartenaient aux deux genres si opposés que nous avons établis. Il est inutile de faire ressortir les inconvéniens d'un tel état de choses. La méthode qui a fait cesser cette confusion a eu pour seconde conséquence de mettre en lumière une foule de faits particuliers qui n'avaient pas été aperçus, et qui, considérés en eux-mêmes, et abstraction de leur rapport avec la théorie qui les a mis en évidence, auraient été autant de faits intéressans à connaître dans l'histoire empirique de la difformité. Parmi ces faits, je rappellerai les suivans.

L'existence presque constante du strabisme double avec indication de la cause de cette duplicité et des caractères qui l'établissent.

La détermination de différens degrés de réduction des mouvemens de l'œil sous l'influence de la rétraction musculaire, en rapport avec les différens modes et degrés de cette rétraction.

La théorie du redressement possible de l'œil dans un grand nombre de cas de strabisme mécanique, en opposition avec ce qui s'observe dans les difformités du squelette produites par la même cause, où la partie déviée reste fixée et bridée par les muscles rétractés.

Une déformation remarquable du globe oculaire atteint de strabisme, avec la détermination du mécanisme de cette déformation, et des changemens probables imprimés consécutivement aux humeurs de l'œil ; et l'influence de ces modifications de l'organe sur la fonction.

Deux sortes d'altérations de la vision, l'une liée à l'action paralytique de l'affection nerveuse, l'autre à la déformation de l'œil par l'action musculaire ; et toutes deux déterminées dans leurs caractères propres.

La liaison de la myopie avec le strabisme, et la détermination du rapport de ces deux modes pathologiques, considérés comme résultats de la même cause.

Toujours à l'endroit du strabisme mécanique, le fait de la transformation fibreuse des muscles rétractés.

Enfin la mise en œuvre de ces diverses particularités historiques du strabisme, comme caractères du strabisme mécanique, et comme autant de termes destinés à lier entre eux tous les anneaux de la série étiologique de la difformité.

Relativement au strabisme optique, je citerai, outre la détermination du genre, celle de trois espèces principales pouvant donner lieu à un nombre considérable de variétés.

Je citerai encore la double caractéristique analytique des deux genres, mise en regard l'une de l'autre, de manière à faire ressortir leur complète indépendance et opposition, et à donner un guide sûr pour leur diagnostic différentiel.

A ces différens ordres de faits, qui méritent peut-être de fixer l'attention, j'en ajouterai un dernier non moins nouveau et non moins digne d'intérêt, je veux parler de la combinaison du strabisme mécanique et du strabisme optique dans le même œil et dans les deux yeux. Cet ordre de faits n'est pas seulement curieux par lui-même, mais il emprunte un nouveau degré d'intérêt du rapprochement qu'il permet de faire entre le strabisme et les autres difformités du corps humain, où l'on trouve toujours une foule de combinaisons du même genre, résultant, comme dans le strabisme, d'une réaction des nécessités fonctionnelles contre le trouble apporté dans la fonction par la difformité. Cet ordre de faits, qui n'avait pas été signalé, et que nous retrouverons à chaque pas dans l'étude physiologique de toutes les difformités, a été pour moi le point de départ d'observations nouvelles sur les mouvemens *instinctifs* et *fonctionnels*, et notamment dans le cas spécial qui nous occupe, de remarques sur les mouvemens *optiques*, *mécaniques* et *volontaires* de l'œil.

Nous insisterons, en terminant, sur le caractère de démonstration, et nous osons dire d'évidence, que nous nous sommes efforcé d'imprimer à ce travail. Nous avons plus d'une fois rappelé la loi que nous croyons avoir le premier établie, de la spécificité des effets liée à la spécificité des causes, loi sur laquelle nous comptons faire reposer tout notre édifice scientifique. C'est en effet à cette loi que nous devons de pouvoir prouver, même sans le secours de l'expérimentation directe, impraticable chez l'homme, la réalité des élémens étiologiques que nous mettons en jeu. Avec elle, plus d'hypothèses possibles, puisqu'elle implique la présence des caractères étiologiques, c'est-à-dire de la démonstration de la cause par la matérialité du fait lui-même. Ce n'est pas le lieu de nous arrêter sur cette idée : nous aimons à la rappeler, mais nous ne faisons que la rappeler pour montrer qu'elle nous guide sans cesse. Les esprits sérieux qui voudront s'enquérir de toute sa signification et de sa valeur trouveront ailleurs les développemens qu'il serait hors de propos de présenter ici. A chacun de nos travaux, et notamment à l'occasion de notre mémoire sur les variétés du strabisme, nous aurons une nouvelle occasion d'y revenir ; en attendant que, dans des études d'un ordre plus général, nous exposions ces idées avec les développemens qu'elles comportent et nécessitent.

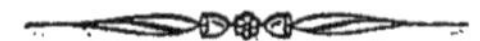

MÉMOIRE

SUR L'ÉTIOLOGIE GÉNÉRALE

DU

STRABISME [1].

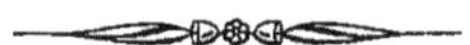

La section des muscles de l'œil contre le strabisme est venue donner un intérêt tout particulier à l'étude de cette difformité. Cette nouvelle application de la myotomie ne constitue pas seulement une heureuse acquisition de l'art; c'est encore un fait curieux et fécond livré aux méditations de la science. S'il est vrai, en effet, et l'expérience ne permet plus de doute à cet égard, que la section des muscles de l'œil guérisse rapidement et définitivement certains cas de strabisme, il en résulte la nécessité de réviser les théories de la difformité et de les faire concorder

(1) Toutes les idées et observations renfermées dans ce mémoire avaient été exposées dans ma conférence clinique de l'hôpital des Enfans, le 12 août 1840; je les ai reproduites un grand nombre de fois depuis dans mes leçons.

avec les résultats de la nouvelle méthode. Dans cette vue, la myotomie oculaire peut être considérée comme une expérience propre à confirmer ou à infirmer les idées qu'on s'était faites jusqu'ici de la nature du strabisme. C'est ainsi, par exemple, que la théorie la plus généralement admise, la théorie de Buffon, qui considère le strabisme comme le résultat d'une inégalité de force dans les deux yeux, ne peut s'accorder avec la guérison immédiate et radicale de la difformité par la section des muscles de l'œil, du moins pour les cas où cette guérison persiste; d'autant plus que la faiblesse qui existe toujours dans l'œil dévié disparaît graduellement après l'opération, et sans le secours d'autres moyens que l'opération.

Ce n'est pas tout.

En conduisant à la vraie théorie du strabisme, la myotomie oculaire a eu pour résultat de mettre, chacune à leur place, les différentes particularités anatomiques et physiologiques qui composent l'histoire de cette difformité, et dont les théories fausses avaient perverti la signification. Le fait si général de l'altération de la vision, et toutes les autres modifications fonctionnelles de l'œil, considérées par Buffon comme causes du strabisme, deviennent, en reprenant leur véritable caractère de subordination à la cause active de la difformité, une source féconde d'observations nouvelles sur l'anatomie et la physiologie de l'œil. A ce titre, le strabisme, comme toutes les difformités du corps humain, est encore une expérience dont le mécanisme, étant bien déterminé, a pour effet d'agrandir singulièrement le domaine de l'observation, tantôt en diminuant, tantôt en grossissant ou en modifiant d'une manière quelconque certains faits plus obscurs et moins apercevables, lorsqu'on se borne à les étudier dans leur normalité.

A ces points de vue purement scientifiques, on en peut joindre un dernier qui a trait plus directement à l'art. La notion de la vraie cause du strabisme a surtout pour objet de donner des principes à l'art, d'établir nettement les rapports de la difformité avec son traitement, de déterminer si tous les cas de strabisme sont de la même nature, s'il en est qui ne sont pas guérissables par l'opération, et si ceux qui le sont le sont toujours au même degré, et offrent des caractères susceptibles de les faire distinguer de ceux qui ne le sont pas : voilà le but final de la science. On voit au premier abord de quelle utilité et de quelle importance serait la solution complète de ces problèmes ; ce serait élever une pratique, jusqu'à ce moment incertaine, empirique, contestée dans ses résultats, à l'autorité d'une méthode précise, rationnelle et définitivement constituée. Car, jusqu'à ce que la science soit en possession de principes rigoureusement établis, l'art restera livré aux interminables disputes des théories opposées ; laissant dans une perplexité extrême les malades qui devraient recourir à ses services. C'est par ces motifs que nous commençons l'histoire du strabisme par l'étiologie et non, comme la plupart de ceux qui m'ont précédé, par les procédés opératoires et les résultats pratiques.

L'objet de ce mémoire est donc d'établir la véritable étiologie, l'étiologie expérimentale du strabisme ; de démontrer qu'il y a deux *genres* de strabisme d'une nature tout-à-fait différente, dans lesquelles se résolvent toutes les *espèces* et *variétés* connues et à connaître de la difformité : l'un que j'appelle strabisme *mécanique* ou *musculaire primitif;* l'autre *optique* ou *musculaire consécutif;* que ces deux genres de strabisme, considérés dans leur signification essentielle, diffèrent autant d'origine, de mécanisme, de caractères, qu'ils réclament un traitement différent. En procédant de la sorte, nous avons eu pour but de débarrasser tout d'abord le terrain de la nouvelle méthode des faits qu'on tenterait d'introduire arbitrairement dans son domaine, et qui auraient pour résultat de faire contester son efficacité.

Nous diviserons ce travail en quatre parties : dans la première, nous établirons d'abord sur des données anatomiques et physiologiques la possibilité théorique des deux genres de strabisme ; la seconde comprendra l'étiologie expérimentale du strabisme mécanique, ses caractères particuliers et leurs rapports de subordination avec la cause essentielle de la difformité ; la troisième, les différens ordres de causes éloignées du strabisme optique et leurs rapports avec les caractères qu'elles engendrent ; la quatrième enfin traitera de la combinaison des deux genres de strabisme.

§ Ier. — **De la possibilité théorique du strabisme mécanique et du strabisme optique.**

La division du strabisme en mécanique et optique repose sur la distinction physiologique que nous avons établie dans notre MÉMOIRE SUR L'ANATOMIE ET LA PHYSIOLOGIE DES MUSCLES DE L'ŒIL, entre les deux ordres de mouvemens que le globe oculaire peut exécuter, les mouvemens *mécaniques* et les mouvemens *optiques*. Ainsi que nous l'avons dit, en effet, les muscles de l'œil sont, comme tous les systèmes musculaires, particuliers du reste du corps, susceptibles de deux ordres de mouvemens, les mouvemens *subordonnans* ou *mécaniques* et les mouvemens *subordonnés* ou *optiques*. Les premiers sont l'effet d'une contraction musculaire qui précède l'acte de la vision; on peut, à ce dernier point de vue, les appeler *primitifs*, par opposition aux seconds, que nous appelons *consécutifs*. Les mouvemens mécaniques sont dits *volontaires* ou *réfléchis* quand ils ont lieu dans un sens ou pour un but spéciaux, en vertu d'une détermination expresse de la volonté; ils sont dits, au contraire, *irréfléchis* ou mieux *automatiques*, quoique toujours subordonnans, quand ils ont lieu au hasard, sans direction, sans but arrêtés, par une action dont le sujet n'a pas conscience. A l'encontre des mouvemens subordonnans, les mouvemens subordonnés ou optiques sont l'effet d'une contraction involontaire et purement instinctive; ils agissent dans un but déterminé, mais fonctionnel : le sujet n'en a pas conscience et il ne peut les modifier par la volonté. Ils sont donc soumis à l'acte de la vision, et c'est à ce titre qu'on peut les appeler subordonnés ou *consécutifs*. Comme les précédens, ils offrent deux variétés. Les uns sont destinés à associer les deux yeux dans l'exercice de la vision, à conserver à leur direction l'harmonie nécessaire à l'accomplissement normal de la fonction; ce sont les mouvemens optiques *d'association*. Les autres sont destinés à modifier les rapports des milieux de l'œil, de manière à les accommoder à la distance du point regardé; ce sont les mouvemens optiques *d'accommodation*. Nous avons montré encore dans notre MÉMOIRE SUR L'ANATOMIE ET LA PHYSIOLOGIE DES MUSCLES DE L'ŒIL, que les mouvemens mécaniques et optiques de cet organe correspondent à deux conditions d'exercice de la vision, parfaitement distinctes tant au point de vue intellectuel qu'au point de vue des dispositions physiques des globes oculaires. Quand les yeux errent au hasard par un mouvement automatique, ils reçoivent passivement les rayons lumineux de tous les objets placés dans le champ de la vision, et les deux axes oculaires, au lieu de converger vers un point déterminé, restent exactement parallèles. C'est là la simple *vue*, la vue *distraite* ou *passive*, ou *inattentive* : les objets sont vus confusément, mais aucun d'eux n'est distinctement perçu. Quand les deux yeux primitivement mis en jeu par une détermination volontaire, ou sollicités et comme attirés par une première aperception confuse d'un objet, se portent ensemble vers cet objet et s'accommodent à sa distance, alors les deux axes oculaires se réunissent angulairement au point regardé, et cet angle s'ouvre ou se ferme de plus en plus à mesure que l'objet se rapproche ou s'éloigne. C'est la vue *active*, ou *attentive*, ou *intentionnelle*, le *regard* proprement dit, dans lequel l'objet n'est plus *vu* confusément, mais bien distinctement *perçu*. Dans ces deux conditions, et cette circonstance est capitale, les axes visuels, représentés par deux rayons allant en droite ligne de l'objet regardé à la rétine, ne cessent pas de se confondre avec les axes oculaires, représentés par deux lignes fictives traversant les deux yeux d'avant en arrière du centre de la cornée au centre de la rétine.

Ainsi, deux modes fonctionnels particuliers de la vision, deux modes d'action musculaire pour les exécuter. Voyons maintenant comment les deux actions distinctes des muscles de l'œil peuvent intervenir dans la production du strabisme.

On peut définir le strabisme la déviation musculaire anormale de l'œil ou des yeux. Tout changement de direction des globes oculaires qui ne reconnaîtrait pas pour cause prochaine l'action irrégulière des muscles ou de leurs annexes ne pourrait pas être regardé comme un strabisme, ni confondu avec cette difformité, parce que les muscles et leurs enveloppes, en tant que moteurs de l'œil, ont seuls la propriété d'opérer ces changemens considérés au point de vue essentiel. C'est ainsi, par exemple, qu'on ne pourrait pas confondre avec le strabisme un déplacement de l'œil produit par une tumeur de l'orbite. Dans ce cas, il n'y aurait pas changement de direction seulement de l'œil, mais projection en avant et déformation aussi bien que déviation. Ici la déviation ne serait que l'apparence extérieure et grossière du fait, et non le fait lui-même ; tandis que, dans le véritable strabisme, c'est le changement de direction qui constitue le caractère essentiel de la difformité, la difformité elle-même. C'est pour le même motif qu'on ne peut pas confondre, ainsi qu'on l'a souvent fait, une luxation ou une fracture anciennes des os du pied avec le pied-bot, quoique dans l'un ou l'autre cas le pied soit dévié et déformé. Cette définition du strabisme étant admise, et elle doit l'être si l'on tient à considérer le fait, dans sa spécificité et dans sa cause expérimentale, il sera très facile de comprendre et de vérifier la réalité de la distinction que nous avons posée entre le strabisme *mécanique* et le strabisme *optique*.

Et d'abord, il est aisé de comprendre l'existence théorique du strabisme mécanique. Que l'on suppose, ce que nous établirons tout à l'heure en fait, que l'un des muscles de l'œil soit atteint, isolément ou avec ses enveloppes, d'un raccourcissement permanent, qui brise ses rapports de longueur normale avec les autres muscles du même œil, et avec le muscle correspondant de l'autre œil. Dans cet état, les deux yeux ne seront plus placés symétriquement, et ils ne parcourront plus, pendant leurs mouvemens simultanés, les mêmes espaces, ni n'offriront plus absolument les mêmes directions ; mais l'un pourra être dirigé en dedans ou en dehors, en haut ou en bas, suivant le muscle raccourci, lorsque l'œil du côté opposé conservera sa position normale ; et, pendant les mouvemens de ce dernier, l'œil retenu par le muscle plus court ne pourra plus ni suivre les mêmes directions, ni parcourir les mêmes espaces ; en d'autres termes, il y aura strabisme. Il y aura strabisme mécanique ou primitif, car la cause du déplacement sera tout extérieure, sera musculaire primitive, sera indépendante de toute influence optique.

L'existence du strabisme optique, c'est-à-dire d'une déviation de l'œil produite par une action optique des muscles, n'est pas moins aisée à comprendre théoriquement. Nous venons de rappeler que, du double fait de la confusion des axes oculaire et optique, et de leur convergence nécessaire en un point déterminé de l'objet regardé, résulte une harmonie, une régularité, et une identité dans les mouvemens et la direction des deux yeux, qui constitue la normalité de leur position relative. Il est inutile de rappeler que la nécesssité de ce parfait accouplement dans les mouvemens et la direction des yeux, préétablie, rendue indispensable par le but final de la vision, est instinctivement et constamment desservie par la contraction des muscles de l'œil, ce qui constitue les mouvemens optiques ou subordonnés. Or, supposez qu'en vertu d'une disposition organique particulière le trajet de l'axe oculaire soit fermé, dans un de ses points, au passage de l'axe visuel ; l'œil modifié, ne pouvant plus recevoir l'image de l'objet dans la position où l'œil normal la reçoit, en cherchera une qui permettra à la lumière d'arriver directement, sans être interceptée, du point spécialement regardé à la rétine. Dans ce cas, l'axe visuel cessant de se confondre avec l'axe oculaire, et le même axe devant néanmoins, comme dans l'exercice normal de la vision intentionnelle, pointer et converger avec celui du côté sain à l'objet regardé, il en résulte une désharmonie dans la situation relative des deux yeux ; il en résulte le strabisme optique ou consécutif, c'est-à-dire déviation musculaire de l'œil, subordonnée à une modification préalable d'une de ses conditions optiques amenant la disjonction des axes oculaire et visuel.

Cette disjonction, il n'est peut-être pas inutile de le rappeler, ne constitue pas la cause essentielle, immédiate, du strabisme optique, comme est, par exemple, la rétraction musculaire par rapport au strabisme mécanique. Ce n'est là qu'une condition matérielle propre à mettre en jeu la véritable cause essentielle, c'est-à-dire l'action optique des muscles, et c'est le caractère optique de cette action qui détermine la nature de la difformité. A ce titre, on comprend facilement que ce genre de strabisme ne doit pas avoir sa source unique dans la disjonction des axes oculaire et visuel, et qu'elle peut encore être engendrée par toute autre circonstance capable de mettre en jeu l'action optique des muscles ; telle est l'influence exercée par les mouvemens d'un œil strabique sur l'œil opposé. Mais nous renvoyons tout ce qui est relatif à cette nouvelle source de la difformité au chapitre qui traitera de la combinaison des deux genres de strabisme. Pour le moment, il ne s'agit que du strabisme musculaire consécutif engendré par une condition optique anormale de l'œil correspondant, et pouvant être, pour cette raison, désigné sous le nom de *strabisme, optique essentiel.*

Telle est l'idée qu'on peut se faire, au point de vue tout à fait théorique, du strabisme mécanique ou musculaire primitif, et du strabisme optique ou musculaire consécutif. Or, ce que la théorie peut prévoir d'une manière si simple, le fait le réalise, et l'expérience le démontre pour l'un et l'autre ordre de strabisme, ainsi qu'on va le voir.

§ II. — Étiologie expérimentale et caractères du strabisme mécanique ; théorie de ces caractères.

On vient de le voir, nous appelons strabisme mécanique la *déviation musculaire active et primitive de l'œil.* Montrons, par l'expérience, que telle est en effet son origine et sa signification étiologique.

Depuis que nous avons établi la théorie générale des difformités articulaires du système osseux, sur le fait de la rétraction musculaire produite par une altération des centres nerveux ou des nerfs eux-mêmes, il est on ne peut plus facile de démontrer le mécanisme de chacune de ces difformités en particulier ; car les faits qui établissent leur existence dans leur ensemble et leur généralité s'appliquent également à chacune d'elles prise isolément. C'est ce que nous avons fait successivement pour le *pied-bot*, le *torticolis*, les *déviations de l'épine*, les *luxations congéniales des hanches*, *du genou*, etc. Eh bien ! que l'on considère l'œil comme une portion du squelette, mise en mouvement par des muscles analogues à ceux qui meuvent le squelette, susceptibles, comme ces derniers, de rétraction active, et l'on aura l'histoire du strabisme mécanique. Mais nous ne voulons pas nous en tenir à cette démonstration par analogie ; nous pouvons appliquer directement au strabisme primitif la formule qui nous a servi à établir la théorie générale des difformités articulaires du système osseux, sauf à élaguer de cette nouvelle application de notre doctrine les preuves que les précédentes auront rendues superflues.

Le cas le plus évident où la rétraction musculaire produit le strabisme est celui où cette difformité coïncide avec un grand nombre d'autres difformités du squelette, développées sous l'influence d'une affection des centres nerveux. Ici aucun doute n'est permis ; la plupart des muscles du tronc et des membres sont rétractés, et les traces d'altération du système nerveux qui éclairent si directement l'origine des difformités du squelette, ne sont pas moins significatives à l'égard du strabisme. De part et d'autre, c'est le même système musculaire convulsé par le même système nerveux ; et, que ce soient les muscles de l'œil ou ceux du pied, le fait de la rétraction n'en est pas moins identique dans son essence, et les difformités qu'il réalise, le produit de la même cause, par la raison que le système musculaire et le système nerveux sont partout dans un même rapport de subordination.

Voilà un premier ordre de faits dans lequel le strabisme peut être reconnu au même titre que les difformités articulaires, comme le résultat de l'action mécanique des muscles rétractés. Mais ce fait, d'une origine si claire, dans le cas dont il s'agit, n'est pas entouré de circonstances aussi évidentes dans les cas ordinaires, qui sont les plus nombreux. Il convient donc d'établir, entre ces cas d'une signification si marquée, et ceux où le strabisme est seul et dépossédé en apparence des caractères de la même origine, une chaîne non interrompue, dans laquelle on puisse suivre les traces d'une seule et même cause, amoindrie seulement dans ses manifestations, mais reconnaissable à tous ses degrés, comme il est possible de reconnaître la même cause à tous les intermédiaires placés entre la difformité simultanée de toutes les articulations du squelette et le simple pied-bot. Or, rien n'est plus simple et plus facile ; il suffit d'appliquer au strabisme la formule étiologique des autres difformités ; de substituer, dans les démonstrations que j'ai précédemment données, le strabisme mécanique au pied-bot, par exemple, et l'on aura, pour établir l'origine de la déviation de l'œil, une démonstration aussi rigoureuse et aussi complète que pour la déviation du pied.

Cette démonstration, comme je l'ai dit plusieurs fois, repose sur la *série étiologique;* c'est-à-dire la disposition des produits d'une même cause en série d'actions décroissantes, depuis sa manifestation la plus énergique et la plus générale, jusqu'à celle qui touche à zéro d'action; de manière à nouer les deux extrêmes de la série par des intermédiaires méthodiquement gradués; de manière à ce que le premier terme donne la clé du second, le second du troisième, et ainsi de suite jusqu'au dernier, qui offre l'amoindrissement, mais l'amoindrissement seulement, des caractères plus énergiquement accentués dans tous les termes qui précèdent. Voici la formule de cette série appliquée au cas particulier qui nous occupe.

Strabisme permanent des deux côtés avec difformités de toutes les articulations et altérations matérielles des centres nerveux. Strabisme instantané des deux côtés, avec mouvemens convulsifs de tous les muscles, dans les affections cérébrales de l'enfance. Strabisme des deux côtés avec difformités articulaires de la moitié du corps. Strabisme double ou simple, avec trois, deux et une seule difformité: torticolis, déviation de l'épine, luxation congénitale, pronation permanente de l'avant-bras ou pied-bot. Strabisme avec convulsion et rétraction d'un ou plusieurs muscles de la face; enfin, strabisme sans autre reflet évident de l'affection nerveuse dans les autres muscles du corps, mais avec les caractères directs et indirects spécifiques qui se retrouvent dans tous les termes de la série.

Le seul énoncé de cette formule suffit pour établir une liaison entre son premier et son dernier terme; voyons maintenant comment et à l'aide de quels caractères il sera toujours possible de rattacher le strabisme mécanique simple, celui où la cause éloignée cesse d'être évidente, à celui où cette cause est, pour ainsi dire, en permanence d'action générale. Exposons d'abord ces caractères; nous en développerons ensuite la théorie.

A. Caractères du strabisme mécanique. Ces caractères sont de deux ordres : les caractères *indirects* et les caractères *directs*. Les premiers consistent dans les circonstances relatives à l'origine, au mode de développement, à la marche et à la terminaison du strabisme ; les seconds sont relatifs à la direction du globe oculaire, à ses mouvemens, à sa forme, à l'état de la vision et au mode d'exécution de la vision, et, finalement, à la structure particulière des muscles dans le sens desquels a lieu la déviation.

En ce qui concerne les caractères *indirects*, le strabisme mécanique naît ordinairement aux époques de l'enfance, aux époques de la dentition, à la suite des maladies cérébrales ou autres, après les maladies éruptives. Nous l'avons vu survenir à la suite d'émotions violentes, d'un accès de colère, par exemple. Une fois développé, il persiste ordinairement et augmente avec le développement de l'organe et la croissance du sujet, et devient de plus en plus permanent. Tout ce qui excite fortement et épuise l'action nerveuse peut l'accroître momentanement. C'est ainsi que j'ai vu parmi mes malades un jeune homme chez lequel, à la fin de la journée et après toute espèce de fatigue, les deux yeux éprouvaient un accroissement de déviation, bien que la fatigue n'eût pas porté spécialement sur ces organes. Enfin, un dernier caractère propre à révéler la nature de la difformité, c'est que, sauf quelques circonstances exceptionnelles que nous ferons connaître en temps et lieu, jamais les yeux ne reviennent à leur direction normale sans opération, c'est-à-dire sans la section des muscles dans le sens d'action desquels l'œil est dévié.

Passons aux caractères *directs*.

Direction. L'œil n'a pas une direction uniforme, comme l'ont pensé ceux qui ont attribué le strabisme à une faiblesse relative d'un des deux yeux ; mais il est tourné tantôt en dedans, tantôt en dehors, ou en haut, ou en bas, ou enfin dans les directions intermédiaires, suivant le muscle ou les muscles rétractés. Ainsi, il n'y a pas seulement dans la déviation de l'œil le fait uniforme qui exprimerait constamment un but uniforme, comme le serait le besoin supposé par Buffon de faire dévier l'œil le plus faible pour le soustraire à des images confuses, mais une série de directions aussi nombreuses et aussi variées que peuvent l'être les mouvemens physiologiques de l'œil. En outre, quoique Buffon ait nié absolument l'existence du strabisme double, et que les chirurgiens de nos jours le regardent encore comme une exception, nous affirmons au contraire que c'est le strabisme simple qui est l'exception, et le strabisme double la règle. L'erreur dans laquelle on est tombé à cet égard tient à un défaut de distinction entre les deux ordres de mouvemens et les deux espèces de regards que nous avons distingués tout à l'heure. On a l'habitude, quand on veut examiner un sujet strabique, de lui présenter en face un objet, le doigt par exemple. On provoque ainsi le regard intentionnel : qu'arrive-t-il? Comme le strabisme a lieu presque toujours dans le même sens des deux côtés, mais à des degrés différens, il arrive que l'œil le moins dévié se redresse pour regarder l'objet présenté, tandis que l'autre se porte dans un degré plus considérable de déviation. Mais si l'on surprend le sujet dans les conditions de la vue distraite, alors qu'il ne dirige son attention sur aucun point déterminé, presque toujours, nous le répétons, on constate la déviation simultanée des deux yeux dans le même sens.

Mouvemens. Les mouvemens mécaniques et optiques de l'œil dans le strabisme primitif offrent des caractères directs très significatifs.

Les mouvemens mécaniques sont généralement très limités. Sous ce rapport, il y a des nuances et des degrés fort différens. Dans le plus grand nombre des cas, le mouvement de rotation dans le sens opposé à la déviation est manifestement gêné. Le malade dit sentir son œil bridé. Le degré de mobilité dans ce sens varie depuis l'immobilité presque complète, qui constitue ce que nous appelons le strabisme *fixe*, jusqu'à la mobilité presque complète qui constitue ce que nous appelons le strabisme *rudimentaire* ou *insuffisant*. Entre ces deux extrêmes sont renfermés les cas les plus nombreux. Dans ces cas, l'œil peut être porté du côté opposé, de moitié, d'un quart, d'un sixième, enfin, de tous les degrés intermédiaires à l'immobilité et à la mobilité les plus parfaites, suivant le degré du raccourcissement musculaire et aponévrotique.

En même temps que l'œil est bridé dans ses mouvemens, l'œil du côté opposé offre une autre particularité ; à chaque effort prononcé pour redresser l'œil affecté, l'œil sain obéit à la même impulsion d'une quantité proportionnelle, de manière à simuler un strabisme du côté opposé.

Quand le strabisme est double, la déviation d'un œil augmente toujours pendant le redressement de l'œil opposé.

Les mouvemens optiques ne sont pas moins intéressans à étudier, et ils doivent l'être séparément dans le strabisme mécanique à son plus faible degré et à son degré plus avancé, dans le strabisme d'un seul œil et dans celui des deux yeux.

Règle générale : quand on veut regarder avec l'œil strabique, il tend à se redresser pour se placer en face de l'objet regardé. Lorsque le strabisme est très faible, c'est-à-dire *rudimentaire* ou *insuffisant*, ce redressement peut se faire même pendant le regard avec les deux yeux, et alors toute apparence de strabisme disparaît. C'est ce que Buffon appelait un *faux trait* dans les yeux. Au contraire, au plus haut degré de la difformité, l'œil dévié ne peut plus se redresser pour regarder seul, ni s'harmoniser avec l'œil sain pour concourir avec lui à l'exercice du regard intentionnel.

Enfin, lorsque le strabisme est double dans le même sens et au même degré ou à peu près, chaque œil se redresse alternativement pour l'action de regarder, et la difformité, par ces alternatives de redressement et de déviation, semble voyager d'un œil à l'autre ; et si la difformité est très prononcée des deux côtés, les yeux ne pouvant plus se redresser, la tête se tourne alternativement à droite et à gauche pour porter l'œil en face des objets, ou bien le sujet place ceux-ci dans la direction des yeux déviés. Cependant, quand le strabisme double est convergent, et que l'objet regardé est situé au point de réunion des deux axes oculaires, ou en deçà de ce point, l'harmonie des deux yeux se conserve pendant le regard.

Forme. La forme des yeux atteints de strabisme mécanique n'est pas moins caractéristique. Les modifications qu'ils ont subies consistent surtout, à l'extérieur, en un changement de sphéricité du globe. Ordinairement la partie qui occupe le milieu de l'espace entre les deux angles des paupières, espace rempli dans l'état normal par la cornée transparente, est plus bombée, d'un rayon de courbure plus petit que le reste du globe oculaire. Cette saillie peut cependant siéger sur des portions relativement très différentes du globe oculaire, comme nous le verrons plus tard. Outre cette déformation, appréciable dans certains cas au premier aspect, l'œil en présente une autre qui consiste dans une dépression de la portion du globe correspondant au muscle rétracté, dépression qui devient de plus en plus sensible, à mesure que l'on provoque le redressement de l'œil. Le plus souvent alors l'œil est enfoncé dans l'orbite et a même quelquefois subi une réduction de volume ; et cette circonstance est d'autant plus remarquable qu'elle contraste avec la saillie et le développement du globe oculaire après l'opération. D'autres fois, au contraire, l'œil est projeté en avant, et paraît augmenté de volume.

On peut constater encore chez un grand nombre de strabiques une déformation de l'iris. Ordinairement la pupille est plus dilatée dans l'œil strabique, et dans les cas un peu prononcés, dans ceux surtout que j'appelle *fixes*, l'ouverture pupillaire n'est plus régulièrement circulaire ; elle est élargie dans le sens opposé à la déviation et rétrécie du côté correspondant.

Tous les changemens de forme que nous venons d'indiquer sont faciles à apprécier ; aussi les avons-nous constatés presqu'aussi souvent que la difformité elle-même. Mais il n'est pas douteux que si l'on avait plus souvent occasion d'examiner dans leur totalité des yeux ayant appartenu à des individus strabiques, on rencontrerait encore une foule de particularités importantes. Déjà dans nos opérations, nous avons plus d'une fois remarqué que l'insertion oculaire du muscle droit rétracté était sensiblement reculée, c'est-à-dire plus éloignée du bord de la cornée qu'à l'état normal. Ainsi, tandis que cette distance est habituellement de 7 à 9 millimètres, il n'est pas rare de la trouver de 11 ou 12 millimètres. Nous avons encore observé dans certaines opérations compliquées, où le globe oculaire avait été presqu'entièrement déchaussé, une réduction de la demi-sphère correspondante au côté de sa déviation, de telle sorte que l'arc compris entre le bord de la cornée et l'extrémité postérieure de l'axe antéro-postérieur de l'œil était sensiblement moins étendu que celui du côté opposé.

En outre, il est une disposition anatomique que nous n'avons pas eu encore occasion de constater de nos yeux, mais sur l'existence de laquelle l'observation des caractères directs de la difformité ne peut laisser aucun doute. Elle consiste dans une adaptation du tissu cellulaire qui enveloppe l'œil strabique aux changemens de position et de forme de cet organe, de telle manière que la poche où se trouve contenue la sphère oculaire n'a plus ni la position, ni la direction, ni les dimensions, ni la forme de la poche normale. Et cette adaptation dans les strabismes anciens finit par devenir si complète et si fixe, les parois de la loge oculaire se sont tellement affermies, si l'on peut ainsi dire, dans leurs nouvelles dispositions, que ces dispositions subsistent d'elles-mêmes et indépendamment de la cause qui les a produites.

État et mode d'exécution de la vision. L'état de la vision offre des caractères qui ne sont pas moins significatifs que les précédens, quoique nos prédécesseurs, et Buffon en particulier, aient cru y trouver des circonstances favorables à leurs théories. C'est un fait généralement reconnu, que les louches voient moins bien de l'œil dévié. C'en est un autre que la force visuelle de l'œil opéré se développe plus ou moins rapidement après l'opération. Jusqu'ici cette faiblesse de l'œil n'a été étudiée que vaguement, et non dans les élémens propres à la définir. Ce n'est pas, comme on l'a cru, une faiblesse de la vue à proprement parler, puisque l'opération la fait disparaître instantanément, mais une vue confuse et remarquablement courte. Le fait de la courtesse de la vue, que nous avons constaté par des expériences positives et multipliées au moyen de verres concaves, existe quelquefois seul, alors même que l'œil strabique peut distinguer aussi nettement les objets que l'œil sain. On ne peut pas méconnaître la relation intime qui existe entre la myopie de l'œil strabique et la cause de la difformité, puisque l'opération a aussi très fréquemment pour effet de la faire disparaître, et de rendre quelquefois la vue plus longue avec l'œil opéré qu'avec l'œil sain.

L'exercice de la vision, dans le strabisme actif, présente une dernière circonstance importante à noter; nous voulons parler de son mode d'exécution. Il est de fait qu'un grand nombre de strabiques ne regardent que d'un œil; et ce fait seul explique le crédit qu'a conservé jusqu'ici la théorie de Buffon. Mais il n'en est pas toujours ainsi : 1° chez certains sujets affectés de strabisme rudimentaire, l'objet, quand il est un peu gros et très éloigné, est vu par les deux yeux, même dans la vision distraite, car il y a diplopie; alors, si le sujet fait effort pour regarder distinctement, les deux yeux s'accouplent dans leurs rapports normaux et la diplopie disparaît; 2° il y en a d'autres qui ne voient des deux yeux que pendant le regard intentionnel et sans diplopie; 3° d'autres encore qui regardent alternativement de l'un et de l'autre œil (dans le strabisme égal des deux yeux); 4° bon nombre de strabiques continuent à regarder longtemps avec les deux yeux, mais voient double; 5° enfin, presque toujours les opérés, avant de récupérer la faculté de regarder avec les deux yeux, sont quelque temps diplopes.

Texture des muscles. Enfin, un dernier caractère direct du strabisme mécanique, caractère spécifique s'il en est, caractère commun à toutes les difformités du système osseux qui reconnaissent pour origine la rétraction musculaire, c'est la transformation fibreuse des muscles qui président à la déviation. Je l'ai constatée un assez grand nombre de fois directement, en divisant les muscles par le premier procédé de ma méthode; mon second procédé, quoique ne mettant aucunement le muscle à découvert, permet néanmoins de reconnaître sa texture fibreuse, par la résistance que ce muscle oppose à l'instrument, et par le bruit de craquement qu'il rend lors de sa division.

Tel est l'exposé pur et simple des caractères indirects et directs du strabisme mécanique. On va voir maintenant que ces caractères ne sont et ne peuvent être autre chose que l'expression multiple d'une seule cause, le raccourcissement actif d'un ou de plusieurs muscles de l'œil.

B. Théorie des caractères du strabisme mécanique. Tous les caractères *indirects* du strabisme mécanique se réunissent d'abord pour attester que cette difformité a son point de départ dans une affection du système nerveux. Ainsi, quant aux circonstances de son origine, on sait combien l'époque de l'enfance est fertile en affections convulsives, combien fréquemment le travail de la dentition et les fièvres éruptives s'accompagnent de convulsions. La relation directe du strabisme avec une affection nerveuse est plus claire encore quand il naît à la suite d'émotions violentes ou de lésions matérielles des centres nerveux. En second lieu, ces diverses circonstances, et spécialement la coïncidence des convulsions avec la formation d'un strabisme, sont déjà très propres à faire présumer que la cause immédiate de la difformité engendrée par l'affection nerveuse réside dans le système musculaire de l'œil. Mais le redressement immédiat de la déviation par la myotomie et l'impossibilité à peu près constante de la guérir par tout autre moyen ont, sous ce rapport, une signification beaucoup plus rigoureuse, et le premier de ces caractères montre de plus en plus que l'affection musculaire consiste en un raccourcissement. La brièveté d'origine convulsive d'un ou de plusieurs muscles de l'œil, comme élément étiologique matériel du strabisme, tel est donc, en définitive, le fait manifestement révélé par l'ensemble des caractères indirects de la difformité. Que disent les caractères *directs ?*

Les caractères relatifs à la *direction* du globe oculaire, c'est-à-dire la variabilité du sens de la déviation et la duplicité habituelle du strabisme, sont des faits contraires à la théorie de Buffon et de ses continuateurs. Car si l'œil ne se déviait que pour se soustraire à la confusion des images résultant d'une altération primitive des fonctions visuelles, on ne comprendrait pas pourquoi l'œil se porte chez tel sujet en dedans, chez tel autre en dehors, chez un troisième dans une direction oblique, et cela d'une manière constante, nécessaire et en dépit des efforts de la volonté. On ne comprendrait pas mieux pourquoi le strabisme est ordinairement double. Aussi l'illustre naturaliste, ne pouvant s'arranger de ces faits, avait-il pris le parti plus commode de les nier. Pour lui, le strabisme est toujours et nécessairement convergent. Pour lui aussi, le strabisme double n'existe pas, et si un certain nombre de sujets en présentent les apparences, c'est l'effet d'une correspondance physiologique en vertu de laquelle l'œil sain obéit à la même impulsion qui tend à redresser l'œil affecté, et le suit dans son mouvement. Nous avons reconnu précédemment la réalité de ce dernier fait ; mais pour montrer le peu de rigueur de la conséquence qu'en a tirée Buffon, il suffit de rappeler l'existence de la double déviation oculaire dans les conditions de la vue distraite et quelquefois dans des directions différentes. Qu'eût fait Buffon, par exemple, du strabisme convergent combiné avec le strabisme oblique en dedans et en haut sur le même individu? Cependant de pareils faits existent très positivement; nous les avons constatés plusieurs fois, et ils nous paraissent très propres à caractériser l'origine musculaire du strabisme. Si les muscles sont les agens de la déviation, on comprend à merveille qu'elle ait lieu dans un sens variable suivant le sens d'action du muscle ou des muscles affectés, et qu'elle ait lieu souvent des deux côtés par l'extension de la maladie nerveuse aux muscles des deux yeux. Ces faits ne sont d'ailleurs que la reproduction de ceux qu'on observe dans le pied-bot et les autres déviations de la même origine; ce qui m'a fait dire, pour le strabisme comme pour le pied-bot, que les différentes variétés du strabisme sont le produit de la rétraction différemment distribuée et combinée dans les muscles de l'œil, et chacune de ses formes la représentation permanente des mêmes formes affectées aux mouvemens physiologiques correspondans.

Relativement aux caractères tirés des *mouvemens* de l'œil, on a souvent objecté à notre théorie le fait de l'étendue habituelle du mouvement de l'œil dans le sens opposé à la déviation, fait si contraire à ce qui s'observe dans toutes les difformités articulaires produites par la rétraction des muscles. Il suffit, pour réduire cette objection au néant, de rappeler que les muscles droits de l'œil sont enroulés d'une certaine quantité autour de la sphère oculaire, et qu'ils ne s'insèrent pas perpendiculairement à son axe antéro-postérieur, mais presque parallèlement à cet axe. Par suite de la première disposition, le muscle rétracté déprime, pendant la contraction des antagonistes, et sous l'influence de cette contraction, la surface du globe oculaire, et tend à prendre une direction rectiligne. Le redressement de la courbe habituellement formée par le muscle a nécessairement pour effet de compenser son raccourcissement, en substituant entre leurs deux points d'insertion la corde à l'arc. Si cette brièveté est légère, la compensation est complète, et le mouvement de redressement, quoiqu'un peu difficile, conserve toute son étendue; si cette brièveté, au contraire, est considérable, elle n'est compensée qu'en partie, et le mouvement se trouve plus ou moins limité, mais non complètement aboli. En second lieu, comme la résistance du muscle au mouvement de redressement ne s'exerce pas dans un sens directement opposé au sens de ce mouvement et perpendiculaire à l'axe antéro-postérieur de l'œil, mais bien presque parallèlement à cet axe, l'effet du léger raccourcissement est par ce seul fait en partie annihilé. Cela devient évident surtout lorsqu'on se rappelle la condition toute contraire des muscles rétractés dans le pied-bot équin. Dans cette difformité, en effet, la brièveté des jumeaux fait directement obstacle à l'abaissement du talon. La résistance du tendon d'Achille s'oppose complètement à ce mouvement, parce que les muscles du mollet s'insèrent perpendiculairement à l'axe antéro-postérieur du pied, et non pas parallèlement, comme les muscles droits de l'œil, par rapport à son axe antéro-postérieur. Pour ces raisons, l'œil atteint de strabisme peut donc presque toujours se redresser et voyager d'une quantité relative au degré de la rétraction musculaire et à la somme de dépression qu'il peut subir, et cette circonstance, loin de déposer contre notre théorie, ne fait, au contraire, que la confirmer.

La déviation de l'œil sain, pendant les efforts de redressement de l'œil strabique, mérite d'être signalée comme caractère du strabisme actif, parce qu'elle procède de la cause même de la difformité. Elle est l'expression d'un effort du muscle homologue du muscle rétracté. Les mouvemens simultanés de translation des deux yeux étant subordonnés pour le degré à une même somme de contraction dans les muscles qui agissent de concert, par exemple le droit interne d'un côté et le droit externe de l'autre, il en résulte un déplacement extrême dans l'œil sain, sous l'influence d'une contraction exagérée dans les muscles qui opèrent le redressement de l'œil affecté. On peut encore se rendre raison du même fait, en disant que, dans leurs mouvemens simultanés, les deux yeux devant parcourir des espaces égaux, en commençant leur course de deux points différens, conservent à tous les instans de ces mouvemens la position relative qu'ils avaient au point de départ; d'où il suit que, quand l'œil dévié a mesuré un certain arc pour se redresser, l'œil sain en a mesuré un de la même étendue pour se dévier.

Dans le chapitre relatif à la combinaison des deux genres de strabisme, nous exposerons avec les développemens nécessaires les conséquences de cette influence de l'œil strabique sur l'œil opposé. Mais nous noterons dès à présent, pour compléter sur ce point notre théorie des caractères de la difformité, que la contraction exagérée, qui a lieu, du côté sain, dans le muscle homologue du muscle rétracté, et par là même le *raccourcissement actif* qui en est la conséquence, finit, à force de se répéter, par amener dans le premier de ces muscles un état de brièveté relative permanente. La déviation de l'œil sain dans le même sens que l'œil originairement dévié s'établit donc d'une manière définitive; en d'autres termes, un nouveau strabisme s'ajoute au premier. C'est au moyen de ce fait, joint à la possibilité d'un raccourcissement simultané des muscles des deux yeux, que nous rendons compte de la fréquence des strabismes doubles, fréquence telle que, pour les personnes qui ne s'en tiennent pas aux apparences les plus extérieures de la difformité, c'est véritablement, si nous pouvons le dire, une sorte de *rareté* qu'un strabisme un peu ancien, borné à un seul œil. Nous aurons occasion tout à l'heure de nous étendre plus longuement sur ce sujet.

Enfin les théories qui attribuent le strabisme à une inégalité de la force visuelle dans les deux yeux, comme Buffon, ou aux déformations de la cornée, comme Maitre-Jan, viennent échouer devant ce fait que l'œil strabique, loin de se dévier constamment pendant le regard attentif, fait souvent effort pour se redresser. L'inverse devrait avoir lieu d'après ces théories; c'est, au contraire, un fait parfaitement explicable dans la nôtre. L'action des muscles, malgré leur différence de longueur, tend à s'équilibrer à la faveur de dépressions de la sphère oculaire, et elle y parvient quand le strabisme est rudimentaire. Dans le strabisme double, cette équilibration a lieu, tantôt des deux côtés à la fois, et alors toute trace du strabisme disparait momentanément; tantôt d'un côté et de l'autre alternativement, et alors le strabisme est alternatif; tantôt d'un côté seulement, et alors le strabisme est *permanent* du côté opposé.

Les *changemens de forme* du globe oculaire, son bombement, son aplatissement, la réduction d'une moitié de la sphère, son retrait dans l'orbite ou sa projection en avant, sont, autant que les changemens relatifs à sa direction et à ses mouvemens, caractéristiques de la cause matérielle de la difformité. Ces déformations traduisent les pressions et les tractions exercées sur l'œil par les muscles rétractés et leurs antagonistes. Le mécanisme général suivant lequel elles s'opèrent est facile à concevoir. Les muscles rétractés exercent sur le globe de l'œil et suivant la ligne de leur insertion oculaire des tractions incessantes augmentées encore par leurs propres contractions et les efforts de redressement souvent tentés par les muscles antagonistes. Ces tractions, retentissant sur les parties de la sphère oculaire situées au-delà et sur le prolongement de ces insertions, tendent ainsi à effacer leur courbe normale et à lui substituer un aplatissement plus ou moins considérable; mais comme la force de la traction diminue nécessairement à mesure qu'elle s'exerce plus loin de son point de départ; comme d'ailleurs les tractions des muscles antagonistes balancent jusqu'à un certain point celles des muscles rétractés, l'aplatissement se limite à une portion de la sphère oculaire. Cet aplatissement ne peut avoir lieu sans entraîner un déplacement proportionnel des humeurs de l'œil, sans tendre à les refouler directement en sens opposé et à produire ainsi un bombement juste à l'opposite de l'aplatissement; mais, en même temps, les muscles rétractés dépriment la partie du globe oculaire sur lequel ils s'enroulent et en proportion du degré d'enroulement. De là une nouvelle force qui tend à modifier le sens et le degré d'action de la première, et par conséquent du déplacement des humeurs. Même effet de la part de la résistance mécanique et des contractions physiologiques des muscles antagonistes. Or, toutes ces forces, en se combinant, donnent lieu à une résultante variable, et c'est cette résultante qui règle, en des points compris entre les deux ordres de pressions, le siége et le degré du bombement. Nous devons nous borner ici à cette indication générale, la détermination précise des nuances diverses de la déformation oculaire appartenant à l'histoire des *espèces* et des *variétés* du strabisme.

C'est par un mécanisme analogue que se produit la réduction de la demi-sphère oculaire. Le premier effet de la rétraction d'un muscle droit de l'œil est de faire dévier l'axe antéro-postérieur de cet organe par un mouvement de rotation sur lui-même. Ce mouvement n'a lieu que dans l'étendue permise par la longueur de la portion orbitaire du nerf optique. En même temps, le muscle rétracté, déprime, comme nous venons de le dire, la surface de la sclérotique du côté de la déviation et refoule les humeurs du côté opposé. Si la somme de raccourcissement du muscle n'est pas épuisée par ce mouvement de rotation à l'instant où le nerf optique résiste et fixe l'œil en arrière, celui-ci pivote sur l'extrémité postérieure de son axe antéro-postérieur, et exécute ainsi un véritable mouvement extràphysiologique de *totalité*. Mais comme ce mouvement n'a pas lieu sans beaucoup de résistance de la part des muscles antagonistes et des liens qui retiennent l'œil en avant, une partie de l'action musculaire est nécessairement employée à raccourcir la portion correspondante de la sphère oculaire au moyen d'une sorte de froncement de ses tuniques et d'un refoulement plus considérable des humeurs. Plus le strabisme est ancien, plus cette disposition doit devenir prononcée et fixe, de telle sorte qu'à la longue la demi-sphère oculaire qui en est le siége doit éprouver une réduction réelle et absolue. Ce ne serait là du reste qu'un fait analogue à ce que nous observons tous les jours dans certaines difformités musculaires des articulations. C'est ainsi que dans la déviation latérale des genoux par rétraction des muscles qui bordent en dedans ou en dehors le creux du jarret, la portion de capsule articulaire comprise dans l'angle de la déviation est d'abord relâchée, ramassée sur elle-même, plus ou moins froncée; puis, en vertu de sa rétractilité propre, elle revient sur elle-même, se raccourcit, et, la nutrition se faisant dans ces nouvelles conditions, ce raccourcissement devient bientôt permanent et constitue un nouvel obstacle au redressement.

Quant au retrait de l'œil dans l'orbite ou à sa projection au dehors, ce sont deux phénomènes parfaitement en rapport avec les deux actions en sens contraire exercées par les deux ordres de muscles (droits et obliques), et que nous avons reconnues dans notre mémoire sur l'anatomie et la physiologie de ces muscles. Que leur raccourcissement soit l'effet d'une rétraction permanente ou d'une contraction physiologique, les muscles droits doivent toujours tendre à tirer l'œil en arrière, et les muscles obliques à le porter en avant, en même temps qu'ils le dirigent en dedans ou en dehors, en haut ou en bas. Voilà comment deux caractères aussi opposés que le retrait de l'œil et sa saillie au dehors peuvent se présenter dans différens cas d'une même difformité, suivant le siége et le mode d'action de la cause matérielle qui la produit.

Même facilité à se rendre compte du transport de l'insertion du muscle rétracté en arrière du point d'insertion normal. En effet, la tension permanente de ce muscle, augmentée par sa propre contraction et par celle de son antagoniste, équivaut à une traction incessante qu'on exercerait d'avant en arrière sur son insertion oculaire. Or, on comprend sans peine que cette insertion doive céder à la longue à une semblable traction et glisser insensiblement sur la surface du globe de l'œil pour se rapprocher de l'insertion orbitaire. Cette disposition n'est pas d'ailleurs le privilége exclusif des muscles de l'œil. On la rencontre souvent, au contraire, dans les muscles des autres parties du corps, quand ils sont atteints d'un raccourcissement considérable et ancien, alors surtout que l'élongation rapide du squelette, coïncidant avec un arrêt de développement des muscles, a augmenté leur degré de brièveté relative. Ainsi, dans les difformités anciennes de la hanche, du pied, du cou, etc., mais surtout chez les fœtus-monstres, nous avons très fréquemment observé un déplacement des insertions musculaires, soit des muscles primitivement rétractés et agens de la difformité, soit de ceux qui avaient été tiraillés par suite du changement de rapport des surfaces articulaires. Et la cause immédiate de ce déplacement ne pouvait être douteuse, quand on considérait qu'il avait lieu toujours dans le sens de l'action des muscles et de manière à rapprocher l'une de l'autre leurs deux extrémités.

Enfin, il n'y a pas jusqu'aux changemens de position, de direction, de dimension et de forme de la poche celluleuse qui loge le globe oculaire, qui n'exprime jusqu'à un certain point la cause matérielle de la difformité, en révélant dans cette cause une permanence d'action que ne comporte aucune de celles qui ont été invoquées par Buffon et ses successeurs, et propre, au contraire, à la rétraction musculaire. Dans un strabisme considérable et ancien, rendu fixe par la fixité de ses élémens étiologiques, dans lequel, par conséquent, l'œil a contracté depuis long-temps et garde, sans grandes variations, une position et une forme vicieuses, le tissu cellulaire de l'orbite ne peut pas ne pas s'épanouir, se développer pour combler les vides résultant du déplacement et des dépressions de la sphère oculaire, ou s'affaisser, se tasser pour faire place aux saillies anormales. Mais nous ne voulons pas aller au-delà de ce simple aperçu dans la crainte de dépasser les bornes d'une légitime induction.

Viennent les caractères relatifs aux *fonctions visuelles et au mode d'exécution de la vision*. Leur simple énoncé suffirait pour mettre en défaut la théorie de Buffon. Puisque les altérations des fonctions visuelles diminuent ou disparaissent par la seule section des muscles, c'est-à-dire par un moyen qui ne peut agir immédiatement que sur la direction du globe oculaire et non sur la vision, ces altérations n'étaient donc pas antérieures aux autres élémens de la difformité, et par conséquent indépendantes d'eux; en d'autres termes, elles n'étaient donc pas primitives. Cette expérience prouve même directement qu'elles étaient subordonnées à un raccourcissement musculaire, puisqu'il suffit souvent d'une simple opération de myotomie pour les faire disparaître. En sorte que de pierre angulaire qu'elle était dans la plupart des anciennes théories, la faiblesse de l'œil est devenue un caractère important du strabisme mécanique, un témoignage en faveur de la véritable origine de la difformité. Il suffit également de se rappeler les différentes circonstances relatives au mode d'exécution de la vision; l'existence du regard simultané par les deux yeux dans le double strabisme rudimentaire, du regard alternatif dans le strabisme double plus considérable mais égal des deux côtés, de la diplopie dans les cas où le regard se fait par les deux yeux, mais avec impossibilité de les faire converger exactement au même point regardé; il suffit, disons-nous, de se rappeler ces circonstances pour voir combien elles sont opposées à la théorie de Buffon, et combien elles s'accordent, au contraire, avec celle de la rétraction musculaire.

Nous croyons avoir indiqué leur véritable mécanisme de formation dans notre Mémoire sur l'anatomie et la physiologie des muscles de l'oeil. Sans vouloir revenir sur les considérations que nous avons fait valoir à ce sujet, nous rappellerons que la confusion de la vue, la myopie, la presbytie, et toutes les particularités relatives à l'exercice de la vision d'un seul ou des deux yeux et à la présence ou à l'absence de la diplopie, trouvent leur explication naturelle dans le raccourcissement des muscles de l'œil agissant sur une sphère dépressible. De là, en effet, deux conséquences. La première, c'est que les muscles, en s'appliquant sur la surface du globe de l'œil, modifient sa forme générale et en particulier le degré de sphéricité de la cornée, brisent les rapports de longueur des différens axes de la sphère, refoulent les humeurs plus ou moins et en différens sens, changent leurs rapports suivant le nombre et le sens d'action des muscles rétractés, et produisent ainsi soit la dispersion des rayons lumineux, d'où la confusion de la vue, soit le transport de leur foyer sur un point trop antérieur ou trop postérieur de l'axe oculaire, d'où la myopie ou la presbytie. La seconde conséquence est que, malgré la brièveté d'un ou de plusieurs muscles d'un œil, si cette brièveté est peu considérable, l'équilibre peut encore s'établir entre ces muscles et ceux du côté opposé à la faveur d'une dépression de la sphère oculaire. Ainsi l'existence d'un strabisme rudimentaire, dans les conditions de la vue distraite, n'empêche pas l'accouplement régulier des yeux; et l'unité de la vision, un peu troublée par la légère désharmonie des axes oculaires, se rétablit pendant le regard intentionnel. Quand la brièveté relative des muscles est trop considérable pour être compensée, les deux yeux ne peuvent plus conserver l'harmonie de leurs mouvemens, et alors de deux choses l'une : ou bien la divergence de leurs axes, pendant la vue active, est très légère, et permet encore le regard simultané par les deux yeux, mais avec diplopie; ou bien cette divergence est considérable, et alors la vue ne s'exerce qu'avec un seul œil ou avec les deux yeux alternativement, partant sans diplopie.

Enfin, les caractères tirés de la *texture* des muscles qui président à la déviation, c'est-à-dire leur transformation fibreuse, sont l'indice assuré de la rétraction. Cette transformation qu'on démontre, à des degrés divers, dans toutes les difformités musculaires actives un peu anciennes, est le produit des tractions permanentes exagérées auxquelles les muscles sont soumis par suite de leur raccourcissement. Nous nous bornons ici à l'énoncé de ce fait; mais nous en avons donné la démonstration ailleurs (1).

Nous venons d'exposer les caractères du strabisme mécanique dans leur expression générale, et dans leur rapport avec l'élément étiologique essentiel, à savoir la rétraction active des muscles de l'œil. Mais pour être aussi complets que l'observation l'exige et pour ne pas exposer cette théorie à se trouver en désaccord avec certains faits qu'on croirait au premier abord lui être étrangers, nous devons dire de suite qu'autour de cet élément étiologique commun qui engendre les caractères génériques de la difformité, se trouvent des élémens particuliers ou plutôt des manières d'être particulières de l'élément commun, qui viennent nuancer l'expression de ce dernier et imprimer sur le fond commun de la difformité une caractéristique spéciale. Nous les appelons pour cette raison *élémens de diversité étiologique.*

Nous croyons l'avoir démontré en exposant notre théorie générale des difformités articulaires, le fait de la rétraction musculaire active n'est pas un fait absolu, réalisant des effets toujours identiques et ne variant que par le degré : c'est au contraire un fait complexe, produisant des effets relatifs à tous les modes, à tous les degrés, à toutes les combinaisons dont il est susceptible. Or, dans le strabisme comme dans toutes les difformités d'origine musculaire active, la rétraction des muscles présente, relativement à ses modes, à ses distributions et combinaisons, à ses degrés et à son ancienneté, des états dynamiques plus ou moins différens qui influent directement sur la carastéristique générale essentielle de la difformité. La rétraction musculaire active proprement dite, celle dont nous avons plus spécialement cherché à déterminer les effets, parce qu'elle est le mode le plus fréquent et le plus général, c'est le raccourcissement permanent du muscle qui a été contracturé ; c'est le muscle contracturé guéri, mais resté court, et passé plus ou moins à l'état fibreux. Voilà donc l'élément le plus général et le plus commun du strabisme mécanique, comme il l'est de

---

(1) V. RAPPORT DE L'ACADÉMIE DES SCIENCES SUR LE CONCOURS POUR LE GRAND PRIX DE CHIRURGIE, page 17.

toutes les difformités articulaires. Mais la rétraction peut n'être pas encore arrivée à sa complète réalisation. La contracture qui la précède et dont elle n'est que la terminaison peut persister. La contracture elle-même peut être temporaire ou permanente, aiguë ou chronique. En outre, l'affection nerveuse dont le muscle a été frappé, et qui comprend différentes phases commençant à la simple contracture et finissant à la paralysie complète, cette affection peut persister encore et, suivant la phase à laquelle elle est arrivée, modifier l'état dynamique du muscle et consécutivement les caractères de la difformité. Ainsi, au lieu de la *rétraction fixe* proprement dite, le muscle peut être atteint de *rétraction spasmodique*, intermittente ou continue, ou de *rétraction paralytique* ou de *paralysie* complète. De là, des modifications dans l'expression phénoménale de la difformité et quelquefois même des différences totales dans la signification de leurs caractères. C'est ainsi, par exemple, que dans le cas de résolution paralytique du muscle droit externe, l'action du droit interne, n'étant plus équilibrée par celle de son antagoniste, entraîne l'œil en dedans ; de telle sorte que le strabisme a lieu non plus dans le sens du muscle affecté, mais dans le sens opposé; non plus par l'action pathologique d'un muscle *rétracté*, mais par l'action physiologique, involontaire et permanente, d'un muscle *sain*. La simple contraction musculaire, devenue permanente par le défaut d'action du muscle antagoniste, peut donc devenir la cause matérielle immédiate du strabisme. La rétraction ne varie pas seulement selon ses modes, elle varie encore suivant les différentes distributions de chaque mode ou les combinaisons des modes entr'eux. De même que nous avons observé des pieds-bots produits successivement par la rétraction d'un, de plusieurs ou de tous les muscles de la jambe et du pied, rétractés, contracturés ou paralysés, de même il existe des strabismes dus à la rétraction, à la contracture ou à la paralysie d'un, de deux ou de tous les muscles d'un œil ou des deux yeux. Les différens degrés d'action de la cause considérée successivement dans ses différens modes et dans ses différentes distributions, modifient également les caractères de la difformité. La direction, la mobilité, la forme du globe oculaire, varient suivant que la brièveté du muscle est légère ou considérable, que le degré d'action de la cause, quel qu'il soit, réside dans un muscle simplement contracturé, ou dans un muscle rétracté ou paralysé, et affecte tel ou tel mode de distribution et de combinaison. Ainsi, la rétraction fixe et la rétraction paralytique n'exercent pas, pour un égal degré, une influence égale sur la direction, sur les mouvemens, sur la forme du globe oculaire; une différence de degré donnée n'entraîne pas, dans le cas de contracture, la même différence de résultats que dans le cas de rétraction, ou de rétraction spasmodique ou de paralysie. La rétraction du droit interne n'engendre pas les mêmes caractères que la paralysie du même muscle ou la rétraction du muscle antagoniste, etc. — Enfin, le degré d'ancienneté de la difformité ajoute à la cause matérielle primitive des élémens étiologiques secondaires auxquels correspondent des nuances secondaires dans les caractères de la difformité.

Tous ces élémens de diversité sont les sources des *espèces* et des *variétés* du strabisme, comme leur élément commun, le raccourcissement musculaire, engendre leurs caractères communs. Nous nous bornons à donner ici leur formule générale, devant les spécifier et les exposer avec tous les développemens nécessaires dans un prochain mémoire. Mais nous dirons, par anticipation, que ce serait prendre le cas particulier pour le fait général que d'attribuer, comme on l'a fait il n'y a pas longtemps, le strabisme ordinaire à une contraction spasmodique actuellement existante. Ce cas est rare, extrêmement rare, ainsi que nous le montrerons ailleurs; il aura sa place dans notre formule étiologique, mais avec le degré d'importance exceptionnelle seulement qu'il mérite.

§ III. — Étiologie expérimentale et caractères du strabisme optique; théorie de ces caractères.

D'après les développemens dans lesquels nous sommes entrés sur la possibilité théorique du strabisme optique, on peut définir ce genre de strabisme, *la déviation musculaire consécutive de l'œil par suite de la disjonction de ses axes visuel et oculaire.*

Cette disjonction peut être produite de trois manières : ou bien par l'existence d'un obstacle au passage de l'axe visuel sur le trajet de l'axe oculaire ; ou bien par un changement de rapports des milieux réfringens de l'œil sans altération de leur transparence ; ou bien enfin par une insensibilité de la rétine au point normal d'arrivée des rayons lumineux. De là trois espèces de strabisme optique distinctes par leur point de départ, mais réunies par le fait commun de la disjonction des axes et de la contraction optique des muscles.

La démonstration expérimentale de la première espèce de strabisme optique repose sur des faits incontestables. On rencontre bon nombre d'individus dont les yeux, parfaitement droits dans les conditions de la vue distraite ou inattentive, quand ils ne pointent pas vers un objet ou un point déterminés, s'accouplent au contraire dans des rapports vicieux de direction pour l'exercice de la vue attentive. Tantôt c'est un seul œil qui se dévie, tantôt ce sont les deux yeux, mais toujours avec cette circonstance caractéristique que les axes visuels, quoique cessant de se confondre avec les axes oculaires, convergent vers le même point. Ce seul fait montre déjà que cette espèce de strabisme ne peut être l'effet d'un raccourcissement constant des muscles ou de leurs annexes, puisque la déviation n'est pas elle-même constante et qu'au lieu de mettre obstacle à la vision attentive, comme dans le strabisme mécanique, elle en est à la fois la condition indispensable et le résultat. D'ailleurs, la déviation n'existe généralement que pendant le regard intentionnel. Mais les individus dont il s'agit présentent en outre certaines dispositions des appareils oculaires qui achèvent de mettre en lumière le véritable mécanisme du strabisme dont ils sont atteints. Si on les observe avec attention, on voit qu'ils portent dans un point quelconque du trajet de l'axe oculaire, sur la cornée, dans l'aire normale de la pupille, sur le cristallin, etc., un obstacle au passage des rayons lumineux, mais un obstacle insuffisant pour l'obstruer complètement. De plus, la déviation oculaire pendant le regard attentif a toujours lieu du côté opposé aux parties restées transparentes, de manière à leur faire prendre la place des parties opaques et à les amener sur le passage des rayons lumineux. Toutes ces circonstances mettent hors de doute que la déviation oculaire dans ces cas, non seulement n'est pas l'effet d'un raccourcissement musculaire, mais est uniquement subordonnée aux besoins de la vision et produite par l'action optique des muscles.

Nous voulions rendre l'existence de cette espèce de strabisme optique plus évidente encore par des expériences sur les animaux ; nous voulions produire artificiellement les conditions propres à le réaliser, c'est-à-dire le déplacement de l'axe visuel par rapport à l'axe oculaire, lorsqu'un accident s'offrit à nous avec tous les caractères d'une véritable expérience.

Une jeune personne de 19 ans, par suite d'un épanchement traumatique de sang dans l'œil, avait dans l'humeur aqueuse de la chambre postérieure un petit caillot mobile, frangé, qui occupait alternativement différentes places au devant du cristallin, tantôt à droite, tantôt à gauche, tantôt en haut, tantôt en bas. La vue par cet œil était troublée, mais jamais entièrement anéantie, parce que les dimensions et l'opacité du caillot n'étaient pas suffisantes pour intercepter complètement la lumière. La pupille se dilatait d'ailleurs merveilleusement pour suppléer en quelque sorte à l'empêchement produit par le caillot. Lorsque nous disions à la jeune personne de regarder de l'œil affecté en couvrant l'autre, elle cherchait instinctivement le point que ne recouvrait pas le caillot et dirigeait son œil de manière à mettre la partie transparente en rapport avec l'objet regardé, soit en haut, soit en bas, soit en dedans, soit en dehors, suivant le point occupé par le caillot ; mais aussitôt que cessait le regard intentionnel, l'œil reprenait sa position normale. Le regard avec les deux yeux offrait la répétition des mêmes circonstances ; d'abord mouvemens vagues, incertains de l'œil affecté qui cherchait à mettre la partie transparente en face de l'objet regardé ; puis déviation plus ou moins fixe de l'œil tant que le caillot ne changeait point de place, puis changement de position à mesure que le caillot se déplaçait. Nous voyions se reproduire ainsi instantanément sous nos yeux divers accouplemens vicieux des deux globes oculaires analogues à ceux qu'on observe chez les sujets dont il était question tout à l'heure et qui réalisent d'une manière permanente une des conditions multiples et mobiles produites ici par la mobilité du caillot. Est-il besoin de faire ressortir la signification de ce fait, et n'est-il pas la preuve expérimentale la plus claire, la plus évidente, de l'existence de la première espèce de strabisme optique?

Le déplacement et le changement de rapport des surfaces réfringentes de l'œil qui engendre la seconde espèce de strabisme optique sont souvent dus à la même cause que la déviation mécanique de l'œil, c'est-à-dire à l'action directe des muscles rétractés. Nous renvoyons ce que nous avons à dire sur ce sujet au chapitre où il sera question de la combinaison des deux genres de strabisme. Mais la perturbation des rapports des milieux de l'œil peut être aussi l'effet de causes accidentelles, internes ou externes, tout à fait étrangères à la rétraction musculaire. Une tumeur développée dans l'orbite peut comprimer le globe oculaire, refouler le corps vitré dans tel ou tel sens, faire basculer le cristallin. D'autres fois, le cristallin s'incline tout à coup, sous la seule influence d'une violence extérieure, d'un coup sur l'œil, d'une chute sur le siége ou la plante des pieds, etc. Il est vrai que ces différens déplacemens des milieux de l'œil n'ont pas été, que nous sachions, directement constatés par l'inspection anatomique, au moins dans leurs rapports de causalité avec le strabisme; mais ils fournissent la seule explication possible jusqu'ici de certains strabismes temporaires, de nature évidemment optique. A la suite de l'une des circonstances que nous énumérions tout à l'heure, les objets sont quelquefois vus doubles, triples et même en plus grand nombre. Il est probable qu'alors les milieux de l'œil lésé ont perdu non seulement leur harmonie de position et de direction avec les milieux de l'œil opposé, mais encore leurs rapports respectifs; de telle sorte que les rayons émanés de l'objet, diversement réfractés dans l'œil, se partagent en faisceaux distincts, qui viennent se peindre plus ou moins confusément sur des points différens de la rétine. Mais quelquefois, au lieu de cette multiplication de l'objet, il n'existe qu'une simple diplopie, qui survit à la disparition de tous les autres accidens locaux. Dans les premiers temps, cette diplopie persiste et les deux yeux restent droits; mais peu à peu l'œil affecté se dévie d'une certaine quantité, jusqu'à ce que cette déviation compense l'effet du dérangement survenu dans les rapports des humeurs de l'œil. C'est le moyen que l'organisme emploie pour échapper au trouble résultant de la diplopie. Les choses se passent rigoureusement ainsi. On peut s'en assurer en observant ce changement à tous ses degrés. D'abord, il y a diplopie constante, quelques efforts que fasse l'œil pendant le regard attentif; puis l'œil parvient, au moyen de la déviation pendant le regard, à échapper à la diplopie; mais jusque-là la déviation n'existe que pendant le regard. Plus tard, elle finit par devenir permanente à un degré plus ou moins prononcé, à force d'avoir été provoquée, et la diplopie, à laquelle elle est destinée à remédier, disparaît tout à fait. Le mécanisme de ce strabisme optique est le même que celui du redressement spontané et graduel de l'œil au degré convenable, après l'opération du strabisme mécanique. On sait que dans les premiers temps qui suivent la section des muscles, l'œil est, si l'on peut ainsi dire, trop redressé, d'où une diplopie temporaire. Peu à peu la contraction optique des muscles régularise le redressement du globe oculaire au degré normal, et la diplopie cesse. C'est absolument ce qui se passe dans le strabisme optique, qui est la conséquence d'une diplopie et qui s'établit pour débarrasser l'œil de cette fatigante anomalie. Il est inutile d'ailleurs d'insister davantage pour montrer que la diplopie, dans certains cas, dépend du changement de rapport des plans réfringens de l'œil. On peut, avec une lentille placée au devant d'un œil, tandis que l'autre est libre, produire toutes ces inclinaisons et la diplopie qui en est la conséquence. Du reste, on s'assure que la diplopie, dans les cas qui produisent le strabisme optique, n'est pas uni-oculaire, mais bi-oculaire, en fermant alternativement l'un des deux yeux.

La démonstration expérimentale de la troisième espèce est assez difficile. Une paralysie partielle de la rétine ne se constate pas par les sens, comme un albugo ou une opacité partielle du cristallin; mais on peut établir son existence sur une induction assez rigoureuse pour qu'elle équivale presque à une démonstration directe. Et d'abord, si l'on observe avec soin les individus frappés, même complètement, d'amaurose proprement dite (paralysie de la rétine), au moment où ils cherchent à distinguer une lumière, on les voit, par des mouvemens instinctifs, porter leurs yeux dans différentes directions où ils savent que l'objet n'est pas situé, en haut, en bas, en dedans, en dehors, comme s'ils cherchaient un point où les rayons lumineux devinssent perceptibles à la rétine. Cette hésitation, ce tâtonnement de l'œil, si l'on peut ainsi dire, ne semble-t-il pas déjà l'expression du sentiment instinctif de la faculté que posséderait l'œil, de présenter à la lumière, suivant les différens besoins optiques, des points différens de la rétine? Mais il y a plus; chez plusieurs de ces individus le degré d'obscurité n'est pas le même dans toutes les positions des yeux, et de faibles lueurs sont perçues précisément dans certaines positions où les rayons projetés par la lumière sont très obliques par rapport à l'axe antéro-postérieur de l'œil. Enfin, nous avons rencontré des sujets présentant les signes ordinaires de l'amaurose, sans apparence aucune d'obstacle au passage des rayons lumineux, et chez lesquels l'œil, frappé de cécité complète dans la condition de la rectitude, se déviait pour le regard attentif et parvenait, après un moment d'hésitation, à trouver une autre position dans laquelle l'objet était assez nettement perçu. Un de ces sujets portait en outre en différens points de l'économie les traces d'une affection nerveuse paralytique, et particulièrement un tremblement des membres supérieurs, comme pour mieux attester la nature de l'affection oculaire qui rendait la vision impossible dans la position normale de l'œil. Rappelons que la paralysie partielle de la rétine et le strabisme temporaire qui en est la conséquence avaient déjà été signalés par plusieurs auteurs.

La réalité du strabisme optique ou musculaire consécutif nous paraît donc démontrée par les faits qui précèdent. Elle va mieux ressortir encore de l'exposé de ses caractères et de leur mécanisme de formation.

A. Caractères du strabisme optique. Ces caractères sont relatifs aux mêmes circontances que ceux du strabisme mécanique, et sont, comme eux, *indirects* ou *directs*.

Relativement aux caractères *indirects*, la première et la deuxième espèces de strabisme optique, celles dans lesquelles les rayons lumineux rencontrent un obstacle matériel sur le trajet de l'axe oculaire ou sont détournés par le changement de rapport des milieux de l'œil, prennent naissance dans des circonstances toutes différentes de celles qui donnent lieu au strabisme mécanique. Elles ne surviennent pas à des époques déterminées ni sous l'influence spéciale des affections du système nerveux, mais à toutes les époques indifféremment, à la suite de circonstances tout à fait accidentelles, comme un coup porté sur l'œil, la présence d'un corps étranger entre les paupières, etc., et, plus immédiatement, sous l'influence d'une lésion locale, matérielle, du globe oculaire, telle qu'une opacité de la cornée, une déformation de l'iris, une cataracte, un déplacement du cristallin, etc. La troisième espèce, celle qui est due à la paralysie partielle de la rétine, avec conservation de la transparence des parties constituantes de l'œil, naît, au contraire, dans les mêmes circonstances à peu près que le strabisme mécanique. Tout le monde sait l'influence qu'exercent sur la production de l'amaurose les affections chroniques de l'encéphale. Il est donc tout simple qu'il en soit de même de la paralysie d'une portion de la rétine, qui n'est autre chose qu'une amaurose partielle.

Ces trois espèces de strabisme optique, une fois développées, ne présentent pas de périodes brusques d'augmentation. La déviation du globe oculaire a lieu toujours au même degré ou bien augmente ou diminue graduellement et uniformément. Quant aux caractères tirés des résultats thérapeutiques, nous n'avons pas eu l'occasion de les constater, ayant pour principe de n'employer jamais contre le strabisme optique ni traitement mécanique, parce qu'il serait inutile, ni traitement chirurgical, parce qu'à l'inutilité il pourrait joindre des inconvéniens plus sérieux. Mais en lisant avec attention les observations de myotomie oculaire publiées par des chirurgiens qui, confondant les deux genres de strabisme, les opèrent indistinctement, on en trouve quelques-unes qui paraissent appartenir au strabisme optique. Or, dans toutes ces observations, ou bien les opérés n'ont pas été assez longtemps suivis pour qu'on pût s'assurer du résultat définitif, ou bien la récidive a été positivement constatée, ou bien encore on a fait disparaître la cause du strabisme optique, en même temps qu'on pratiquait la myotomie. Nous citerons particulièrement plusieurs cas de strabisme avec cataractes.

Les caractères *directs* du strabisme optique sont, comme ceux du strabisme mécanique, relatifs à la direction du globe oculaire, à sa forme, à ses mouvemens, à l'état et au mode d'exécution de la vision et à la texture des muscles qui président à la déviation.

Direction. Les développemens dans lesquels nous avons dû entrer pour établir expérimentalement l'existence du strabisme optique nous dispensent d'insister beaucoup sur les changemens de direction du globe oculaire. Nous rappellerons seulement que sa déviation n'est pas permanente, qu'elle n'a lieu que pendant le regard intentionnel, mais alors d'une manière si nécessaire que, sans elle, la vision ne pourrait avoir lieu. Cependant, nous verrons plus loin que, dans les cas anciens, même dans ceux où la nature optique de la déviation est des plus évidentes, le strabisme finit par devenir permanent, au moins dans de certaines limites, et s'étend même à l'œil du côté opposé.

Nous nous contenterons, pour ce qui concerne le *sens* de la déviation, de rappeler qu'elle varie comme le siége de la lésion matérielle qui en est le point de départ. Dans la première des trois formes que nous avons admises, cette déviation a toujours lieu du côté opposé aux parties de l'appareil optique restées transparentes. S'agit-il, par exemple, d'un albugo occupant les trois-quarts de la cornée? Le strabisme est convergent si c'est le quart externe qui est resté transparent, divergent si c'est le quart interne, et ainsi de suite. Nous avons même vu des cas où la tache occupant exactement le centre de la cornée et laissant libres, dans une étendue à peu près égale, les portions interne et externe de cette membrane, l'œil se déviait presque indifféremment en dehors ou en dedans. Dans la seconde forme, la déviation a toujours lieu en sens inverse du déplacement de l'axe visuel. Si, par exemple, le cristallin est incliné de telle sorte que sa face antérieure regarde un peu en dehors, le strabisme est convergent; il est divergent si l'inclinaison a lieu en dedans, et ainsi de suite. Quant à la troisième espèce, comme elle ne permet pas de constater directement la lésion d'où procède le strabisme, on ne peut affirmer *de visu* quel est le rapport du sens de la déviation avec le siége précis de cette lésion : on ne peut que l'induire des données anatomiques et physiologiques établies dans notre premier mémoire. Si la paralysie occupe précisément, et dans toute son étendue, la portion de rétine qui reçoit normalement les rayons lumineux, il est probable que la déviation temporaire de l'œil a lieu indifféremment dans un sens ou dans l'autre. Si elle n'occupe qu'une portion du *champ optique* normal de la rétine, ou si, l'occupant en totalité, elle le déborde plus d'un côté que de l'autre, cette dernière circonstance doit nécessairement régler le sens de la déviation. Or, comme les rayons lumineux se croisent dans l'intérieur de l'œil de manière à peindre les objets renversés sur la rétine, il s'en suit que la déviation, dans le cas dont il s'agit, doit avoir lieu du *côté même* de la paralysie. Mais, nous le répétons, on ne peut se livrer, sur ce sujet, qu'à des conjectures plus ou moins plausibles.

Le *degré* de la déviation est toujours déterminé par le siége et l'étendue de l'obstacle au passage des rayons lumineux..Nous apprécions ce degré par le degré de déplacement du centre de la cornée, c'est-à-dire de l'extrémité antérieure de l'axe antéro-postérieur de l'œil. Mais tel n'est pas toujours le siége de la lésion qui amène la disjonction des axes oculaire et visuel; elle peut avoir lieu, au contraire, à des profondeurs différentes du globe de l'œil, soit dans l'humeur aqueuse, soit dans le cristallin, soit dans l'humeur vitrée. Or, il est évident que, pour un obstacle de même étendue, la déviation sera d'autant plus grande que cet obstacle sera plus voisin du centre de mouvement de l'œil; car un petit arc près de ce centre nécessite à la circonférence un arc d'autant plus grand qu'elle est plus éloignée, ou que le rayon est plus long. Ainsi, une tache du cristallin provoquera une déviation de l'œil plus considérable qu'une tache de la cornée de même dimension, en proportion exacte de la plus grande proximité du centre de mouvement. On peut encore considérer le siége de l'obstacle, à quelque profondeur qu'il se trouve, eu égard au point qu'il occupe sur une même surface transparente et par rapport au centre de cette surface. Par exemple, une taie d'un millimètre en tous sens entraînera des degrés variables de déviation, suivant qu'elle couvrira circulairement le centre de la cornée, ou qu'elle enverra des prolongemens d'un côté ou de l'autre.

Quant à l'étendue de l'obstacle, on voit, par ce qui précède, que son influence est réglée en grande partie par son siége, soit relativement au centre de la surface qu'il occupe, soit relativement au centre de mouvement de l'œil. En tenant compte de ces dernières circonstances, on peut donc dire que le degré de la déviation est proportionnel à l'étendue de l'obstacle. Nous aurons d'ailleurs occasion de développer et d'expliquer ces données générales dans l'histoire des *variétés* du strabisme optique.

Nous n'avons pas précisé, dans ce qui précède, le siége du centre de mouvement du globe oculaire, afin de mettre nos considérations à l'abri de toute controverse. Mais, si ce centre de mouvement coïncide à peu près avec le centre de la sphère, comme nous croyons l'avoir établi dans notre Mémoire sur l'anatomie et la physiologie des muscles de l'œil, on comprend qu'en cas d'obstacle au passage des rayons lumineux, les axes oculaire et visuel disjoints doivent se couper dans l'intérieur de la sphère, et former ainsi deux angles opposés par leur sommet. Par conséquent, si l'obstacle était situé en arrière de leur point d'intersection, et débordait d'un côté ou de l'autre le centre de la surface transparente, la déviation appréciée, comme toujours, à l'extrémité antérieure de l'axe oculaire aurait lieu, non pas dans le sens de l'obstacle, mais bien en sens opposé.

Mouvemens. A l'inverse de ce que nous avons fait pour le strabisme primitif et en raison de la nature différente de la difformité, nous allons considérer d'abord les mouvemens optiques, puis les mouvemens mécaniques.

Nous venons de le dire, le strabisme optique est susceptible d'une foule de degrés ; mais, considéré en dehors de toute complication, il ne peut jamais être, comme le strabisme mécanique, *insuffisant*, puisque l'insuffisance consiste dans l'impossibilité d'un redressement complet de l'œil pour l'exercice du regard intentionnel, et que c'est précisément la condition inverse qui constitue le caractère optique du strabisme. Dès que l'axe visuel ne peut plus se confondre mathématiquement avec l'axe oculaire, quelque légère que soit leur disjonction, la vision est impossible dans les conditions normales du regard, et il faut de toute nécessité que l'œil se dévie pour amener l'axe visuel dans la direction des rayons lumineux. Pendant que ce mouvement s'exécute, l'œil sain garde la direction nécessaire à l'exercice normal de la vision, de telle sorte que l'harmonie des axes visuels des deux yeux se conserve malgré la désharmonie des axes oculaires.

Lorsque le strabisme est double, si l'obstacle à la vision a la même étendue à peu-près des deux côtés, les deux yeux se dévient simultanément; si cet obstacle est plus étendu d'un côté que de l'autre, les deux yeux peuvent se dévier alternativement, mais le plus souvent l'œil le plus facilement accessible aux rayons lumineux se dévie seul pour regarder. Une circonstance caractéristique, c'est que, quand le strabisme optique existe des deux côtés, simultanément ou alternativement, les deux yeux se dévient dans des directions souvent fort différentes et uniquement subordonnées au siége des obstacles qui obstruent le champ de la vision. Alors, les deux axes oculaires peuvent diverger, ou bien se croiser en deçà ou au-delà de l'objet regardé, mais toujours les deux axes visuels pointent exactement à cet objet.

Les mouvemens mécaniques conservent généralement leur étendue et leur liberté normales. L'œil peut à volonté voyager dans le sens et au-delà de la déviation optique, se redresser, se porter en sens inverse ou dans quelque direction intermédiaire que ce soit, et cela, n'importe le degré de strabisme optique, qu'il ait lieu d'un seul ou des deux côtés.

Forme. Les caractères relatifs à la forme du globe oculaire sont, à l'origine du strabisme, tout à fait négatifs. L'œil ne présente alors, au moins d'une manière permanente, ni aplatissement, ni bombement, ni réduction d'une partie de sa sphère, ni retrait dans l'orbite, ni projection en avant. Si la surface de la cornée est inégale, si la pupille est déformée, si enfin l'œil dans son ensemble et dans chacune de ses parties présente quelqu'altération de forme, c'est que cette altération préexistait à la difformité. Cette absence complète de déformations, coïncidant quelquefois avec une déviation très considérable, caractérise d'une manière frappante le strabisme optique et le différencie nettement du strabisme mécanique.

Cependant, il importe de faire, à ce sujet, quelques restrictions. Et d'abord, à chacune des déviations temporaires de l'œil, la contraction du muscle qui la produit doit déprimer la partie correspondante de la sphère oculaire, refouler les humeurs de l'œil du côté opposé, et opérer une déformation analogue à celle que nous avons notée dans le strabisme mécanique, mais passagère comme la déviation. Il est même digne de remarque que ce refoulement des humeurs a pour effet de les porter du côté des portions de l'œil qui doivent être présentées au cône lumineux, et de rapprocher ainsi l'axe oculaire de l'axe visuel. Si, par exemple, il existe une opacité des deux tiers internes de la cornée, la contraction du droit interne, en même temps qu'elle porte l'œil en dedans, refoule les humeurs en portant l'axe oculaire en dehors, c'est-à-dire du côté de la portion de cornée restée transparente. Or le degré de disjonction des deux axes réglant précisément le degré de la déviation, cette déviation diminue nécessairement de toute la somme du rapprochement des axes sous l'influence de la contraction musculaire. Voilà pourquoi, ainsi que nous l'avons fait pressentir plus haut, la déviation optique de l'œil ne peut être mesurée qu'approximativement par la distance qui sépare l'extrémité de l'axe oculaire normal du point par lequel passent les rayons lumineux. En second lieu, nous verrons tout-à-l'heure qu'avec le temps la déformation de la sphère oculaire finit, comme la déviation, par devenir permanente.

Etat et mode d'exécution de la vision. La vision dans les trois espèces de strabisme optique que nous avons admises subit divers modes d'altération. L'œil, forcé de fonctionner dans des conditions extrà-physiologiques, se trouve, pour ainsi dire, dérouté. Au lieu de jeter son regard d'aplomb sur l'objet, il cherche et tâtonne jusqu'à ce qu'il ait trouvé son point visuel. Cet apprentissage se fait avec le temps, et le regard devient de plus en plus assuré. Mais il ne faut pas oublier que la vue n'a presque jamais dans les trois espèces de strabisme optique la netteté de la vue normale ; elle est le plus souvent obscure et confuse. C'est sans doute à la troisième espèce, celle qui résulte d'une paralysie partielle de la rétine, qu'il faut rapporter cette anomalie de la vision dans laquelle l'œil ne distingue qu'une partie de l'objet, un quart, une moitié, l'autre partie paraissant dans l'ombre ou restant tout à fait inaperçue. Mais toutes ces altérations des fonctions visuelles ont cela de commun et aussi d'opposé aux altérations qui appartiennent au strabisme mécanique, qu'elles ne présentent pas les caractères de la myopie proprement dite. La vue est obscure, mais cette obscurité a lieu à toutes les distances, de près aussi bien que de loin, et l'emploi des verres concaves ne lui donne ni plus de netteté, ni plus de portée.

Quant au mode d'exécution de la vision, nous avons déjà dit que dans le strabisme optique, qu'il soit simple ou qu'il soit double, les deux yeux, parallèles dans les conditions de la vue distraite, s'accouplent presque toujours pour le regard intentionnel, mais s'accouplent dans des rapports vicieux. A l'état de rectitude des yeux, la diplopie n'existe ni dans le cas d'obstacle au passage des rayons lumineux, ni dans celui de paralysie partielle de la rétine. Elle existe au contraire habituellement dans le cas de simple changement de rapport des surfaces optiques; mais alors, et cette circonstance est fort importante, elle cesse par le seul fait de l'accouplement vicieux des deux yeux.

Texture des muscles. Nous n'avons jamais eu l'occasion de constater directement l'état des muscles de l'œil dans le strabisme optique. Mais la possibilité de tous les mouvemens mécaniques dans leur étendue normale permet d'affirmer qu'aucun muscle n'est rétracté, qu'aucun ne présente la transformation fibreuse qui est le caractère pathognomonique de la rétraction, et qu'ils ont tous, au contraire, conservé la consistance et la texture charnues.

Par le simple exposé des caractères directs et indirects du strabisme optique et à l'aide des considérations étiologiques qui précèdent, il est facile de voir que tous ces caractères concourent à traduire et à mettre en lumière la nature spéciale de la cause que nous avons assignée à la difformité. Cependant, pour ne laisser aucun doute à cet égard, nous allons les reprendre successivement et en exposer brièvement la théorie.

B. Théorie des caractères du strabisme optique. — En ce qui concerne la première et la seconde espèces que nous avons admises, la variabilité des circonstances qui leur donnent naissance, ces circonstances elles-mêmes, qui ne sont pas de nature à affecter directement le système musculaire, la lésion matérielle constante qui en est le résultat et précède toujours la déviation oculaire, tout cela atteste suffisamment une origine différente de celle du strabisme mécanique et dans laquelle le rôle primitif n'est pas joué par les muscles, mais bien par l'obstacle dont nous parlons. Quant à la troisième espèce, sa nature propre ne saurait être révélée par les seules circonstances de son origine qui sont les mêmes à peu près que celles du strabisme musculaire primitif; mais, dans chacune de ces trois espèces, les circonstances relatives à la marche des symptômes sont tout à fait en rapport avec l'étiologie spéciale de la difformité. Puisque le degré de la déviation est forcément subordonné au degré de divergence des axes visuel et oculaire, et puisque cette divergence ne peut augmenter que graduellement et uniformément, comme la cause matérielle qui la produit, il est tout simple que le strabisme se maintienne à un degré constant ou ne présente que des variations lentes et graduelles, au lieu de ces brusques oscillations qu'on observe souvent dans le strabisme mécanique; il est tout simple encore qu'il se reproduise après la myotomie, puisque sa cause matérielle ne peut être ni détruite ni modifiée d'aucune manière par cette opération, et que, la déviation oculaire étant un artifice heureux, nécessaire à l'exécution de la vision, la nature le réalise après le rétablissement de l'action des muscles comme elle le réalisait avant leur section.

Passons à l'examen des caractères *directs.*

La *non-permanence* habituelle de la déviation n'a pas besoin d'être longuement expliquée. L'œil ne se dévie que pendant le regard intentionnel, parce que c'est dans cette condition seulement que la direction de l'axe visuel doit nécessairement continuer celle des rayons lumineux émanés de l'objet regardé.

Que dire du *sens de la déviation* qui est toujours opposé, dans le strabisme double aussi bien que dans le strabisme simple, à celui dans lequel les membranes ou les humeurs de l'œil sont restées transparentes; que dire du degré de la déviation proportionné au degré de déplacement de l'axe visuel, si ce n'est que ces différentes circonstances attestent de la manière la plus formelle que ce déplacement de l'axe optique est la cause primordiale, sinon essentielle, de la difformité? Et la conservation de tous les mouvemens dans toute leur étendue et leur liberté normales ne s'acorde-t-elle pas à merveille avec cette théorie, en établissant de plus l'absence de l'élément étiologique du strabisme mécanique, la rétraction musculaire?

Il en est de même de l'*absence de déformation* du globe oculaire et des caractères relatifs à la *vision et à son mode d'exécution*. L'œil, à l'origine de la difformité, ne présente pas de déformation permanente, parce que le muscle agent de la déviation ne subit d'autre raccourcissement que celui qui résulte de la contraction physiologique, et que, dans les intervalles de relâchement, les humeurs, un instant refoulées, reviennent à leur position normale. La vue est presque toujours obscure et confuse, parce que dans le cas d'opacité de la cornée ou des milieux de l'œil, les parties qui livrent passage aux rayons lumineux n'ont pas toujours une transparence parfaite; parce que souvent la transparence n'est pas uniforme partout, et qu'alors tous les points de l'objet regardé ne sont pas représentés avec une égale netteté sur la rétine; parce qu'enfin ces inégalités de transparence de la cornée ou des milieux de l'œil sont liées ordinairement à des inégalités d'épaisseur et de densité qui entraînent des aberrations de réfraction, et la confusion des images. En outre, il est possible que dans les trois espèces de strabisme optique, une partie de l'obscurité de la vision dépende de ce que le déplacement de l'axe visuel a transporté l'image sur un point de la rétine autre que le point normal et moins sensible que lui à l'impression de la lumière. Ajoutons toutefois que cette dernière partie de l'explication ne repose pas sur un fait expérimentalement acquis à la science. Si elle était juste, elle serait contraire à l'opinion qui avance que le point de la rétine appelé *punctum luteum* est toujours plus sensible que tous les autres. Ou bien y a-t-il dans la rétine des points électifs, doués d'une sensibilité spéciale et plus spécialement affectés à la perception de certains rayons? On ne peut exprimer à cet égard que de simples conjectures.

Quoi qu'il en soit des causes d'obscurité et de confusion de la vue que nous venons d'énumérer, l'absence des signes pathognomoniques de la myopie et la possibilité d'un accouplement vicieux des deux yeux sans diplopie, impriment toujours aux altérations visuelles qui accompagnent les trois espèces de strabisme optique un caractère distinctif, et ce caractère exprime bien la différence qui existe entre le mécanisme de production de ces altérations et celui des altérations propres au strabisme mécanique. Et quant à la seconde espèce en particulier, dans laquelle la diplopie existe pendant la vision distraite, ce caractère la distingue des deux autres espèces comme l'unité de la vision pendant et malgré la déviation oculaire la distingue du strabisme mécanique. Rien de plus facile à comprendre que toutes ces différences. Dans le cas d'obstacle au passage des rayons lumineux, ou de paralysie partielle de la rétine, la diplopie n'existe pas dans l'état de rectitude des yeux, parce que les rayons viennent tomber précisément sur les parties opaques ou insensibles, et que le seul effet qui puisse en résulter est l'absence de toute vision; mais si les milieux de l'œil n'ont subi qu'un changement de rapport, la diplopie peut exister, parce que le cône lumineux, détourné de son trajet normal par le déplacement ou l'inclinaison des surfaces refringentes, n'arrive pas des deux côtés sur des points correspondans de la rétine. Le résultat est donc, en définitive, le même que dans le strabisme mécanique rudimentaire. Enfin, dans les trois espèces de strabisme optique, l'accouplement vicieux des deux yeux a lieu sans diplopie, parce que cet acccouplement a pour effet de faire converger les deux axes visuels au même point regardé.

Après tous les faits et toutes les considérations qui précèdent, il ne peut plus rester de doute sur l'étiologie différentielle du strabisme mécanique et du strabisme optique. Mais, pour mettre plus en relief encore cette différence de nature, nous allons rappeler et opposer dans un cours parallèle les principaux caractères respectifs de ces deux espèces de strabisme.

PARALLÈLE DES CARACTÈRES DU STRABISME MÉCANIQUE ET DU STRABISME OPTIQUE.

CARACTÈRES DU STRABISME MÉCANIQUE.	CARACTÈRES DU STRABISME OPTIQUE.
Le strabisme mécanique naît à des époques déterminées, à celles de l'enfance, de la dentition, sous l'influence d'affections cérébrales, de convulsions, d'émotions violentes. Sa marche est souvent irrégulière; il augmente tout à coup sous l'influence des excitations nerveuses. Il est incurable sans opération.	Le strabisme optique, sauf le cas de paralysie partielle de la rétine, naît à des époques indéterminées, à la suite de circonstances tout accidentelles, telles qu'une ophtalmie, une lésion traumatique de l'œil, laissant après elles un obstacle matériel au passage des rayons lumineux, une taie de la cornée, un déplacement de la pupille, une cataracte, etc. La difformité une fois produite reste stationnaire ou bien augmente ou diminue graduellement. Elle est incurable par l'opération.
Dans le strabisme mécanique, la déviation de l'œil est permanente, quoique variable par son degré. Elle peut avoir lieu dans toutes les directions que peut imprimer à l'œil l'action physiologique, isolée ou simultanée, des différens muscles de l'œil, et indépendamment de toute influence optique. Elle est souvent double dès l'origine.	Dans le strabisme optique, la déviation de l'œil est temporaire; son sens et son degré sont rigoureusement déterminés par le siége et l'étendue de l'obstacle qui obstrue le passage des rayons lumineux. Le strabisme optique est rarement double.
Dans le strabisme mécanique, les mouvemens mécaniques et optiques sont bornés en sens opposé à la déviation; l'œil affecté, toujours dévié quand le sujet ne regarde pas, tend toujours à se redresser quand il regarde. Cette tentative de redressement entraîne l'œil sain dans le sens opposé. Quand le strabisme est double et a lieu dans le	Dans le strabisme optique, tous les mouvemens mécaniques conservent leur étendue et leur liberté normales. Les mouvemens optiques seuls président à la déviation. L'œil toujours droit quand le sujet ne regarde pas se dévie toujours quand il regarde. Cette déviation n'empêche pas l'autre œil de pointer vers l'objet regardé. Quand le strabisme est

même sens et à peu près au même degré, chaque œil se redresse alternativement pour regarder.

double, les deux yeux s'accouplent pour le regard intentionnel, mais s'accouplent dans des rapports vicieux.

Le strabisme mécanique s'accompagne de déformation de la sphère oculaire, caractérisée principalement par un aplatissement du côté de la déviation, un bombement du côté opposé et un retrait de l'œil dans l'orbite ou un exophthalmos.

Le strabisme optique laisse à la sphère oculaire sa forme normale.

Dans le strabisme mécanique, l'œil est ordinairement frappé d'une myopie qui diminue ou disparaît par l'opération. Quand les deux yeux peuvent s'accoupler pour le regard intentionnel, il y a le plus souvent diplopie.

Dans le strabisme optique, la vue est ordinairement ou obscure ou confuse, mais exempte de myopie proprement dite. Quand les deux yeux peuvent s'accoupler par le regard intentionnel, il n'y a jamais diplopie.

Enfin, les muscles qui président à la déviation mécanique de l'œil ont subi plus ou moins la transformation fibreuse.

Les muscles qui président à la déviation optique de l'œil ont conservé leur texture normale.

CONCLUSION.

L'ensemble de ces caractères atteste l'existence d'une cause *musculaire*, d'une cause *permanente*, d'une cause capable de soumettre l'œil à une pression et à une traction continues. Telle est la *rétraction musculaire*.

CONCLUSION.

L'ensemble de ces caractères atteste l'existence d'une cause *musculaire passagère*, ne pouvant déprimer ou tirailler que passagèrement le globe de l'œil : telle est la *contraction optique des muscles*.

§ IV. — Combinaison du strabisme mécanique et du strabisme optique.

Il n'est pas très rare de rencontrer des sujets qui offrent à la fois la combinaison du strabisme mécanique et du strabisme optique, tels que nous venons de les exposer ; c'est-à-dire, pour le premier, déviation permanente de l'œil et réduction du mouvement en sens opposé, etc. ; pour le second, divergence des axes oculaire et visuel, et transport de ce dernier dans la direction des rayons lumineux pour l'exercice du regard intentionnel. Cette combinaison peut naître de l'action simultanée ou successive des deux ordres de causes éloignées propres aux deux espèces de strabisme. Ainsi, un coup porté sur un œil déjà affecté de strabisme mécanique peut y occasionner, par exemple, un iritis, puis une déformation et un déplacement de la pupille, et consécutivement un strabisme optique. Par contre, une affection cérébrale retentissant sur les muscles d'un œil déjà affecté de strabisme optique peut donner lieu à la rétraction active et primitive de ces muscles, et produire ainsi un strabisme mécanique. Cette source de combinaisons des deux espèces de strabisme est trop évidente, les caractères mixtes qu'elle engendre trop faciles à déduire de ce qui précède, et son mécanisme trop simple, pour que nous nous y arrêtions.

Mais il est une autre source de combinaisons que nous avons déjà fait pressentir dans les chapitres précédens, et qui réside dans les nouvelles conditions optiques engendrées par la seule existence du strabisme, de quelque nature qu'il soit. En vertu de ces conditions, le strabisme, soit mécanique, soit optique, une fois produit par la cause essentielle qui lui est propre, peut donner naissance, à la fois du même côté et du côté opposé, à un strabisme *musculaire consécutif*, avec ou sans déplacement de l'axe visuel. Le strabisme mécanique essentiel d'un œil engendre à la longue, dans le même œil, un strabisme musculaire consécutif et *temporaire*, par déplacement de l'axe visuel, et, dans l'œil opposé, un strabisme musculaire consécutif, mais *permanent*, sans déplacement de l'axe visuel, au moins à l'origine. A son tour, le strabisme optique essentiel engendre à la fois du même côté et du côté opposé un strabisme musculaire consécutif également permanent et sans nouvelle déviation de l'axe visuel. Ce dernier genre de strabisme n'est donc identique ni à l'un ni à l'autre des deux genres dont nous venons de faire l'histoire générale; mais il participe de l'un et de l'autre. D'un côté, il a lieu en vertu d'une action *optique* des muscles, et le mouvement par lequel il s'effectue est un mouvement *subordonné;* c'est donc, suivant la signification essentielle du mot, un strabisme *optique*. D'un autre côté, ce strabisme est directement produit par un raccourcissement actif et permanent des muscles, et, à ce titre, c'est un strabisme musculaire *actif;* mais cette action musculaire n'est plus primitive comme dans le strabisme mécanique essentiel : elle est consécutive à des conditions optiques. En résumé donc, le strabisme dont il est question est un strabisme musculaire *actif consécutif*, ou, si on l'aime mieux, un strabisme *optique* et *musculaire actif*.

Entrons maintenant dans l'histoire des diverses combinaisons dont nous venons de parler, et exposons, comme nous l'avons fait, pour chaque espèce de strabisme en particulier, la possibilité théorique, la démonstration expérimentale, et le mécanisme de ces combinaisons.

Et d'abord, rien de plus facile à concevoir, à l'aide des notions précédentes, que la possibilité d'un déplacement de l'axe visuel et, par suite, d'un strabisme *temporaire*, sous l'influence d'un strabisme mécanique essentiel. Ce fait est même implicitement contenu dans celui de la déformation permanente de l'œil, qui accompagne cette espèce de strabisme. Les humeurs de l'œil ne peuvent être refoulées dans un sens, sans que l'axe optique normal, passant, comme on le sait, par le centre des membranes et humeurs de l'œil, ne soit lui-même refoulé et déplacé dans le même sens. En même temps, les rapports des milieux de l'œil doivent être bouleversés, les surfaces réfringentes subir des déplacemens et des inclinaisons, qui doivent changer toutes les conditions de la lunette oculaire. Or, si toutes ces altérations ont lieu, il est évident que la vision doit devenir impossible dans les conditions physiologiques du regard, et que l'axe déplacé ne peut être ramené dans la direction des rayons lumineux sans un mouvement de l'œil en sens inverse, c'est-à-dire sans une déviation.

La possibilité d'un strabisme musculaire consécutif *permanent*, sans déplacement de l'axe visuel, sous l'influence d'un strabisme mécanique ou optique essentiels, est fondée sur les nouvelles *conditions optiques* dans lesquelles le strabisme d'un œil place l'œil opposé, ainsi que sur plusieurs données relatives à la physiologie du système musculaire en général.

Les conditions optiques imposées à l'œil sain par l'œil strabique constituent des *nécessités fonctionnelles*, accidentelles ou pathologiques, correspondantes aux nécessités physiologiques que nous avons exposées dans notre mémoire sur l'ANATOMIE ET LA PHYSIOLOGIE DES MUSCLES DE L'ŒIL. Il existe, avons-nous dit dans ce mémoire, entre les muscles d'un côté et ceux du côté opposé, un rapport, un consensus physiologique tel que la force contractile des uns ne peut s'exercer sans éveiller celle des autres. Toute contraction mécanique ou optique du muscle droit interne ou droit externe d'un côté provoque, de l'autre côté, la contraction *automatique* du muscle opposé. Tout mouvement d'un œil en dedans ou en dehors provoque dans l'autre œil un mouvement de connexion en dehors ou en dedans. C'est ce qui a lieu à chaque instant dans l'exercice de la vision distraite. Mais, dans l'exercice de la vision attentive, comme elle serait impossible dans de semblables conditions, et qu'elle exige au contraire l'accouplement des deux yeux et leur convergence vers l'objet regardé, l'action du muscle affecté à ce mouvement consécutif du second œil est aussitôt contrebalancée et vaincue par une contraction supérieure et optique de son antagoniste, qui ramène le globe oculaire dans la direction de l'objet, et harmonise le regard de ce côté avec celui du côté opposé. Ainsi, le mouvement de convergence de l'œil droit par contraction du droit interne provoque le mouvement de l'œil gauche en dehors par contraction du droit externe. Mais pour l'accomplissement du regard attentif, le droit interne gauche contrebalance l'action du droit externe, et ramène l'œil un peu en dedans pour le faire converger avec celui du côté opposé vers l'objet regardé. Or, il est plus que probable que cette influence d'un œil sur l'autre, et la réaction musculaire qui en est la suite, si constantes à l'état physiologique, ne perdent pas leurs droits à l'état pathologique. Par conséquent, le strabisme d'un œil en dedans ou en dehors doit tendre incessamment à faire dévier l'autre œil en sens contraire. Puis, pour rendre possible l'exercice de la vision attentive, l'action du muscle affecté à ce strabisme secondaire doit provoquer à son tour, et aussi d'une manière incessante, la contraction *optique* du muscle antagoniste: et cette force de contraction destinée non seulement à maintenir la rectitude de l'œil, mais encore à la porter dans une légère convergence pour l'accomplissement du regard attentif, doit être supérieure à celle qu'elle est appelée à vaincre, et qui tendait à opérer la déviation.

Relativement aux données fournies par la physiologie des muscles en général, il est d'observation que l'exercice répété d'un système de muscles lui donne à la longue plus de volume et d'énergie. Tout le monde connaît la prédominance de développement des muscles du bras chez les boulangers, des muscles du dos chez les portefaix, des muscles du mollet chez les danseurs, etc. Or, ce qui est vrai de ces muscles doit l'être, dans les mêmes conditions, des muscles de l'œil; ce qui est vrai d'un système de muscles doit l'être de tel ou tel muscle en particulier. Par conséquent, si un muscle de l'œil est obligé à des contractions fréquentes et énergiques, soit pour produire une déviation nécessaire à l'exercice de la vision attentive, soit pour s'opposer à un mouvement de connexion de l'œil opposé, on peut présumer que ce muscle acquerra à la longue un développement et une force plus considérables. Or, un excès de force d'un muscle équivaut absolument à une faiblesse de son antagoniste et doit produire le même résultat, c'est-à-dire la déviation permanente de l'œil dans le sens de son action. En outre, quand les contractions répétées d'un muscle ont pour but et pour résultat, non d'empêcher, mais de produire, pour les besoins optiques, la déviation de l'œil (comme dans le cas de divergence des axes visuel et oculaire), l'excès de force du muscle ne doit plus être la seule condition de cette déviation; car alors chacune de ses contractions produit un raccourcissement temporaire, et la somme de ces raccourcissemens représente à la longue un raccourcissement de très longue durée, pendant lequel la nutrition a eu le temps de se faire en partie dans cette condition de brièveté et de la rendre ainsi permanente.

Ceci posé, voyons ce qu'apprend l'observation; considérons successivement le strabisme mécanique et le strabisme optique, et suivons les effets de chacun d'eux, d'abord dans l'œil même qui en est le siége, puis dans l'œil opposé.

1° INFLUENCE OPTIQUE DU STRABISME MÉCANIQUE.

A. SUR L'ŒIL AFFECTÉ. Quelques individus atteints de strabisme musculaire primitif peuvent encore regarder de l'œil affecté. C'est ce qui a lieu principalement, comme nous l'avons dit plus haut, dans le strabisme alternatif. Or, il arrive très souvent que l'œil conserve pour regarder un certain degré de déviation. Ce reste de déviation n'est pas le résultat nécessaire d'une impossibilité mécanique de redressement; car souvent le mouvement en sens opposé est possible encore dans une certaine étendue, et si, pendant que l'œil est porté accidentellement en sens inverse de la déviation, le sujet veut fixer un objet situé en face de lui, cet œil, au lieu de revenir à la rectitude et de s'arrêter exactement à ce point, le dépasse et reprend un léger degré de déviation dans le sens même du strabisme. Enfin, pour épuiser cette expérience, si le sujet, par un effort volontaire, parvient à arrêter l'œil dans sa course au point précis de la rectitude, l'objet situé en face n'est pas perçu; il l'est, au contraire, dès que l'œil se dévie légèrement dans le sens du strabisme. Or, puisqu'un certain degré de déviation est une condition nécessaire à l'exercice de la vision attentive, il est évident que l'axe visuel a été disjoint de l'axe oculaire; et puisque la déviation a lieu dans le sens même du strabisme, c'est-à-dire dans le sens d'action des muscles rétractés, il faut que le déplacement de l'axe visuel considéré à son extrémité antérieure ait eu lieu en sens opposé. C'est en effet la reproduction exacte des caractères que nous avons vu appartenir au strabisme optique essentiel, c'est-à-dire par disjonction des axes oculaire et visuel.

Cette expérience pathologique est entièrement confirmée par l'expérience thérapeutique. Il arrive assez fréquemment qu'après l'opération du strabisme et la cicatrisation complète des parties divisées, l'œil parfaitement redressé dans les conditions de la vue distraite reprend, pour le regard actif, un certain degré de déviation, et ne perçoit les objets sans diplopie que dans cette direction vicieuse. Que l'on opère une seconde, une troisième fois, le même résultat se reproduit dès que le muscle coupé a recouvré son action. Cependant si le sujet a soin, après la guérison et pendant longtemps, d'exercer le muscle antagoniste de celui qui produit la déviation temporaire, peu à peu cette déviation devient moins considérable et finit même par disparaître complètement ; de telle sorte que l'œil recouvre la faculté de regarder dans la rectitude parfaite. Ce dernier résultat, considéré isolément et indépendamment des précédens, suffirait pour attester que le déplacement de l'axe visuel, dans ce cas, est plus ou moins immédiatement subordonné au raccourcissement du muscle agent de la difformité, puisque l'allongement de ce muscle et la pression répétée du globe oculaire par le muscle antagoniste suffisent pour ramener l'axe visuel dans sa direction normale.

N'oublions pas de dire cependant que, dans des cas très exceptionnels, la déviation optique de l'œil a lieu en sens opposé du strabisme mécanique. Nous avons particulièrement constaté ce fait à la suite d'opérations de strabisme convergent. Pendant la vision distraite, l'œil était parfaitement droit, mais il y avait diplopie pour le regard intentionnel ; l'œil se portait légèrement en *dehors*, et la diplopie disparaissait.

Le mécanisme de production du genre de strabisme dont il s'agit devient évident si l'on se rappelle ce que nous avons dit des déformations du globe de l'œil produites par la rétraction de ses muscles. Nous avons vu en effet que la brièveté permanente et les contractions physiologiques des muscles rétractés, ainsi que les résistances opposées par les muscles antagonistes, donnent lieu à des tractions et à des pressions latérales de la sphère oculaire ; que ces tractions et ces pressions ont pour résultat l'aplatissement de la portion de l'œil correspondante aux muscles rétractés, et le refoulement des humeurs dans la portion opposée qui devient plus bombée. Les deux portions de la sphère ne sont donc plus symétriques ; l'axe oculaire qui, à l'état normal, passe par le centre des humeurs et des membranes de l'œil, de la cornée, du cristallin, du corps vitré, ne rencontre donc plus ces milieux que latéralement ; la ligne centrale qui les unirait a donc subi une déviation du côté opposé à l'action musculaire et ne correspond plus dans tous ses points à l'axe oculaire ; en un mot, la lunette est décentrée. Voilà un premier fait incontestable. En voici un second. Il est probable, avons-nous dit, que les surfaces réfringentes ont subi, les unes par rapport aux autres, des changemens de positions et de rapports, des inclinaisons ou déplacemens, qui, au premier abord, paraîtraient fort difficiles à ramener à des règles fixes, mais dont l'existence générale ne saurait être méconnue. En effet, si l'on considère que l'humeur vitrée, refoulée par le muscle atteint de rétraction, vient en général soulever la sclérotique du côté opposé, et au niveau à peu près du cristallin; qu'il existe, au contraire, une dépression du côté même du muscle affecté, et au même niveau; il est impossible de ne pas admettre que le cristallin, déprimé d'avant en arrière et poussé en dehors par le muscle rétracté, refoulé de l'autre côté d'arrière en avant par les antagonistes, subit tout à la fois un mouvement d'inclinaison et de déviation latérale, par suite duquel sa face antérieure regarde obliquement du côté de la déviation, et son centre est porté au-delà de la ligne axuelle de l'œil. Ce double fait de la décentration de la lunette oculaire et des différentes inclinaisons de ses humeurs réfringentes rend très bien compte de l'existence d'un strabisme optique à la suite des strabismes mécaniques anciens et considérables, et de la diplopie qui persiste souvent pendant le redressement de l'œil et ne cesse qu'à la condition d'un certain degré de déviation optique. Nous ne voulons pas aller au-delà de cette indication générale des données du problème : elles suffisent pour appeler l'attention sur une question qui n'avait pas encore été soulevée jusqu'ici, et dont la solution exige certainement des observations plus immédiates et plus approfondies que celles qu'il nous a été permis de faire jusqu'ici. On remarquera toutefois que ce double fait de la décentration de la lunette et du changement de rapports des milieux réfringens est lui-même susceptible de variations très considérables dans ses combinaisons, ce qui explique la différence des effets qui en proviennent, car le strabisme optique qui en résulte a lieu tantôt dans le sens du strabisme mécanique guéri, tantôt dans le sens opposé. Nous avons plusieurs fois reconnu l'un et l'autre cas, mais plus fréquemment le premier que le second. Il est inutile d'insister pour montrer comment tous ces troubles matériels de l'appareil oculaire amènent le strabisme optique; l'énoncé des conditions générales du fait suffit; ce serait s'exposer à des hypothèses ou à des erreurs que de vouloir aller plus loin. Terminons en disant seulement que tantôt l'axe visuel est détourné de sa route normale, d'où la diplopie avec netteté des images; tantôt les rayons ne se rassemblent pas régulièrement dans un même foyer, d'où la confusion des images. Souvent les deux ordres de troubles se combinent en raison de la combinaison des causes qui les produisent.

On conçoit parfaitement, d'après ce qui précède, pourquoi dans les strabismes musculaires primitifs anciens, où les parties constituantes de l'œil ont eu le temps de s'adapter aux dispositions vicieuses que leur a imposées la difformité, le strabisme optique consécutif survit plus ou moins longtemps à la section des muscles rétractés; pourquoi il n'est en aucune manière influencé par une nouvelle opération; pourquoi enfin il disparaît à la longue, sous l'action répétée du muscle antagoniste, qui tend incessamment à ramener les humeurs de l'œil à leur position normale.

B. Sur l'oeil sain. En parlant dans un des chapitres précédens de la fréquence des strabismes doubles, nous avons fait pressentir que la rétraction primitive et simultanée des muscles des deux yeux n'est pas l'unique cause de la dualité du strabisme; que très souvent le strabisme est originairement borné à un seul œil, mais finit par s'étendre à l'œil opposé. C'est ici le lieu d'établir la réalité de ce dernier fait et d'en exposer le mécanisme de production.

Les antécédens recueillis chez les sujets affectés de strabisme double permettent souvent d'établir que les deux difformités ne sont pas contemporaines, qu'un des deux yeux ne s'est dévié que postérieurement à l'autre, et cela sans nouvelle intervention d'une affection des centres nerveux, d'une ophthalmie ou de toute autre cause éloignée du strabisme. Ce fait, souvent répété, conduit déjà à soupçonner un lien de subordination entre la seconde difformité et la première. Mais nous avons pu mettre ce lien en évidence et, pour ainsi dire, le toucher du doigt, dans une série de faits où nous avons assisté au développement successif des deux difformités, et où, la première ayant lieu alternativement en différens sens, la seconde la suivait exactement dans ces variations. Voici l'enchaînement de phénomènes que nous avons plusieurs fois constaté. Sous une influence quelconque, une lésion traumatique de l'œil, par exemple, un strabisme musculaire primitif se forme d'un côté; soit un strabisme convergent gauche par rétraction du droit interne. Quelque temps après, sans nouvel incident appréciable, peu à peu le sujet remarque que l'œil droit se dévie légèrement dans le même sens, ou seulement que les objets lui paraissent doubles dès qu'il cesse de les fixer. Cette seconde déviation tantôt est permanente, tantôt n'existe que dans les conditions de la vue distraite. Voilà donc deux strabismes convergens, dont le plus léger a succédé au plus considérable. Maintenant, on coupe le muscle droit interne gauche; l'œil de ce côté se porte immédiatement en dehors, puis la cicatrisation du muscle venant à se faire, comme il arrive quelquefois, dans des conditions de longueur exagérée, l'abduction de l'œil persiste à un certain degré, et le strabisme, de convergent qu'il était, devient divergent. Eh bien! au bout de quelque temps, de un mois, de deux mois, de trois mois, cette conversion du strabisme est visible aussi du côté opposé. L'œil droit est devenu légèrement divergent. Ce n'est pas tout. Au bout d'un certain temps, pour remédier à l'excès de redressement de l'œil gauche, on coupe le muscle droit externe de ce côté; l'œil revient à la convergence; puis l'autre œil le suit peu à peu dans cette nouvelle direction. Il est même à remarquer que si cette section est faite très peu de temps après la divergence consécutive de l'œil, et quand la divergence de l'œil opposé est à peine appréciable, le retour de ce dernier à la convergence est presque immédiat. Enfin, si, par une nouvelle opération ou par l'emploi des moyens mécaniques, l'œil gauche est ramené définitivement à la rectitude, l'œil droit, sous cette seule influence, ne tarde pas à se redresser également.

Ces différentes observations que nous avons faites plusieurs fois ont la même valeur que des expériences sur les animaux, dans lesquelles on aurait produit à volonté sur un même individu deux strabismes dans le même sens, en raccourcissant d'un seul côté le muscle qui préside au mouvement dans ce sens, ou en allongeant le muscle affecté au mouvement contraire. Elles portent avec elles la démonstration la plus péremptoire du fait matériel de l'influence du strabisme d'un seul œil sur la production d'un strabisme semblable du côté opposé.

Montrons maintenant comment le consensus physiologique qui existe entre les muscles des deux yeux, se continuant à l'état pathologique, rend un compte satisfaisant de la succession des phénomènes que nous venons d'exposer. Nous supposons toujours un strabisme convergent de l'œil gauche par rétraction du droit interne. Cette rétraction ne peut avoir lieu sans provoquer sympathiquement la contraction du droit externe de l'œil droit, dans une étendue relative au degré de raccourcissement du droit interne de l'œil gauche; mais comme cette contraction du droit externe, en portant l'œil droit dans une divergence égale à la convergence de l'œil opposé, rendrait impossible l'exercice de la vision, à l'instant le muscle antagoniste, le droit interne, fait effort pour ramener et maintenir l'œil dans la rectitude. Voilà donc les muscles droit externe et droit interne de l'œil droit en lutte perpétuelle et tous les deux contractés en vertu de deux nécessités fonctionnelles différentes, l'un pour entraîner l'œil en dehors, l'autre pour le maintenir dans la rectitude; et en effet, la déviation n'a pas lieu, au moins d'une manière appréciable. Cette circonstance pourrait faire penser que les deux actions musculaires sont rigoureusement contemporaines et égales en force comme elles le sont en étendue. A s'en tenir aux apparences extérieures, il en serait ainsi; mais dans la réalité et en consultant la hiérarchie des phénomènes, ces actions musculaires ont lieu successivement; celle du droit interne est postérieure à celle du droit externe. Par cela même, elle ne doit pas seulement la balancer, mais la vaincre et lui rester supérieure. En d'autres termes, *l'effort dynamique* du droit interne est nécessairement plus considérable que celui du droit externe; car une fois dévié en dehors, l'œil resterait dans cette position sous l'influence de deux forces musculaires qui se balanceraient. Nous l'avons dit, cet excès d'action produit à la longue, dans ce muscle aussi bien que dans ceux des autres parties du corps, un excès de force et de développement, lequel suffit ensuite pour entraîner l'œil du côté correspondant comme le ferait un certain degré de paralysie du droit externe. La conséquence définitive de la lutte que l'existence d'un strabisme convergent de l'œil gauche institue entre les muscles droit interne et droit externe de l'œil droit doit donc être la formation d'un strabisme convergent de ce côté, c'est-à-dire dans le même sens que le premier. C'est en effet ce que montre l'observation.

Mais à cette cause s'en ajoute une autre non moins efficace et dérivant du même principe. Tout œil affecté de strabisme musculaire primitif, à moins qu'il ne soit frappé de cécité complète, exécute souvent, pour l'exercice de la vision, des tentatives de redressement. Ce redressement, plus ou moins complet, ne peut avoir lieu sans provoquer un mouvement de l'autre œil en sens opposé, et par conséquent des contractions répétées du muscle qui préside à ce mouvement. Or, ces contractions, non seulement développent l'énergie du muscle, comme dans le cas précédent, mais encore entraînent chaque fois un véritable raccourcissement actif des fibres musculaires, lequel, à force de se répéter, finit par devenir permanent, et maintient l'œil dévié de son côté, c'est-à-dire dans le sens opposé au redressement de l'autre œil, c'est-à-dire encore dans le sens même du strabisme dont cet œil est atteint. Ainsi, dans notre exemple de strabisme convergent de l'œil gauche, c'est encore un strabisme convergent de l'œil droit que le mécanisme dont nous parlons doit réaliser et réalise en effet.

En résumé, toutes les considérations qui précèdent nous paraissent suffisamment expliquer pourquoi le strabisme d'un seul œil entraîne toujours, à la longue, un strabisme dans le même sens du côté opposé. Ce fait et le mécanisme de production que nous avons invoqué sont d'ailleurs parfaitement en rapport avec les données fournies par l'étude des autres difformités musculaires du squelette, et particulièrement des déviations latérales de l'épine. Quand la colonne a été inclinée sur le bassin, d'un côté ou de l'autre, à gauche, par exemple, par la rétraction des faisceaux inférieurs des muscles sacro-lombaire et long dorsal de ce côté, toute la partie supérieure de cette tige tend à prolonger dans le même sens l'inclinaison de la partie inférieure; mais comme l'équilibre ne pourrait se maintenir dans cette position, les muscles des gouttières vertébrales du côté droit se contractent instinctivement pour ramener le tronc dans la verticale; de là un changement de direction de la colonne de gauche à droite, c'est-à-dire en sens inverse du premier, à l'aide d'une courbure latérale que nous avons appelée *courbure de retour*. La même chose arrive exactement dans le strabisme. L'inclinaison imminente de *toute* la colonne sur le bassin, c'est la divergence imminente de l'œil droit, sous l'influence d'un strabisme convergent gauche ; la contraction *instinctive* des muscles des gouttières vertébrales du coté opposé, c'est la contraction *optique* du muscle droit interne ; le changement de direction de la colonne en sens inverse de l'inclinaison, c'est la convergence permanente de l'œil au lieu de la divergence qui tendait à s'établir. On le voit, l'analogie entre les deux ordres de faits est complète, et cette analogie elle-même n'est pas un des moindres témoignages à invoquer en faveur du mécanisme que nous leur avons attribué.

2° Influence optique du strabisme musculaire consécutif.

A. Sur l'œil affecté.—Dans les strabismes musculaires consécutifs les mieux constatés, ceux, par exemple, que l'on a vus succéder immédiatement à la formation d'une tache opaque sur le trajet de l'axe oculaire, et où la déviation est évidemment subordonnée aux besoins de la vision attentive, on remarque qu'à la longue et graduellement l'œil cesse de revenir, après l'accomplissement du regard actif, à la rectitude complète. La déviation, pendant cette espèce de regard, n'augmente ni ne diminue ; mais elle ne disparait pas complétement dans les conditions de la vue distraite. En un mot, au caractère du strabisme optique essentiel, c'est-à-dire la déviation temporaire subordonnée aux besoins de la vision active, vient se joindre le caractère du strabisme méçanique, la permanence d'un certain degré de déviation dans toutes les conditions de la vision. Ajoutons qu'en même temps le mouvement en sens inverse subit ordinairement une réduction graduelle, et que parfois aussi la portion de la sphère oculaire qui correspond au côté de la déviation se déprime légèrement pendant que la portion opposée devient plus bombée.

Ces caractères ne laissent pas de doute sur la nature du nouvel élément étiologique intervenu dans la difformité. Le muscle agent de la déviation optique de l'œil a fini par se raccourcir d'une manière permanente. Comment ce raccourcissement s'est-il opéré ? Après les considérations qui précèdent, l'explication se présente d'elle-même. Les contractions répétées et presque incessantes des muscles ont réalisé en lui les deux conditions propres à engendrer sa brièveté permanente, à savoir un excès de force et de développement et une série innombrable de raccourcissemens transitoires représentant un raccourcissement de très longue durée et finissant par réaliser la permanence de ce raccourcissement. Il serait inutile de revenir sur le mode d'action de ces conditions.

B. Sur l'œil sain. — L'influence du strabisme musculaire consécutif sur l'œil sain est exactement semblable, quant au fait et quant à son mécanisme de production, à celle qu'exerce le strabisme musculaire primitif. Comme ce dernier, le strabisme musculaire consécutif borné à un seul œil finit par amener du côté opposé et dans le même sens un strabisme musculaire également consécutif, avec persistance de la déviation, réduction du mouvement en sens inverse, et parfois un peu de déformation du globe oculaire. La contraction sympathique du muscle affecté au *mouvement de connexion* de l'œil opposé, l'action optique du muscle antagoniste pour vaincre cette contraction et empêcher ce mouvement, l'excès de force que ce muscle finit par acquérir et qui entraîne le globe oculaire du côté correspondant, tels sont aussi les anneaux de la chaîne qui conduit du strabisme musculaire optique d'un côté au strabisme musculaire actif consécutif du côté opposé et dans le même sens.

Telle est l'étiologie générale du strabisme ; telles sont les deux origines distinctes qu'on doit lui reconnaître, et les deux genres de difformités qui en résultent ; tels sont les caractères de ces deux genres isolés ou combinés et le mécanisme de production de ces caractères. Dans un prochain mémoire, nous verrons comment ces deux ordres de causes diversifiées dans leurs modes d'action et de distribution, dans leurs degrés et leur ancienneté, donnent lieu à toutes les espèces et variétés connues ou à connaître du strabisme.

FIN.

www.ingramcontent.com/pod-product-compliance
Ingram Content Group UK Ltd.
Pitfield, Milton Keynes, MK11 3LW, UK
UKHW020326220726
13923UKWH00003B/1400